LA

# GYMNASTIQUE

## RAISONNÉE

MOYEN INFAILLIBLE

## DE PRÉVENIR LES MALADIES

ET DE

## PROLONGER L'EXISTENCE

NÉCESSITÉ DU MOUVEMENT RATIONNEL
DÉMONTRÉE PAR LE MÉCANISME DU CORPS HUMAIN

SUIVIE

D'UNE MÉTHODE DE GYMNASTIQUE DE CHAMBRE
AVEC ET SANS INSTRUMENTS

Sixième édition, revue et considérablement augmentée, contenant
**120** figures et **4** planches d'anatomie, avec les noms des os
et des muscles, et leurs principales fonctions,

PAR

## EUGÈNE PAZ

Prix : 3 fr. 50 cent.

LIBRAIRIE L. HACHETTE ET C^ie
79, boulevard Saint-Germain, 79.
1880

# LA GYMNASTIQUE

## RAISONNÉE

# AVANT-PROPOS

Le 18 avril 1868, à la suite de la mission
gratuite que nous avait confiée M. le Ministre de
l'instruction publique, d'étudier l'enseignement
de la Gymnastique en Europe, nous lui adressions
un rapport, dont les conclusions furent reproduites
et appuyées par presque tous les grands journaux
de Paris.

Ce rapport contenait le passage suivant :

Si j'avais personnellement le droit de me prononcer
sur ce point, je n'hésiterais pas à aller plus loin que ne
le font les Allemands eux-mêmes :

Je voudrais que, pour rétrécir le domaine de la
caserne, on élargît presque *outre mesure* celui de la
salle de Gymnastique, et qu'indépendamment des
mouvements de troupe, portés à un si haut degré de
perfection chez les enfants de nos voisins, le maniement
de l'arme à feu devînt obligatoire dans la seizième
année pour toutes les classes sociales et à tous les degrés
d'éducation.

D'après les résultats qu'il m'a été permis de constater,
je formule cette conviction profonde qu'un jeune

homme qui, depuis l'âge de huit ans jusqu'à l'âge de seize ans, aura constamment fait l'école du soldat et l'école de peloton, et qui, de sa seizième année jusqu'à sa vingtième, aura manié les armes de combat trois fois par semaine, qui enfin aura subi pendant un an le régime exclusivement-militaire sans adoucissement ni faveur particulière, je suis convaincu, dis-je, qu'un tel jeune homme sera un excellent soldat, car il le sera devenu sans effort et presque sans s'en douter. N'ayant enfin qu'une année de service effectif à fournir, la défense de son pays ne lui apparaîtra plus comme une lourde et pénible servitude, mais bien comme un agréable devoir que toute âme bien née doit être fière d'accomplir.

Ce rapport concluait enfin à l'enseignement obligatoire de la Gymnastique et des exercices militaires dans l'enseignement à tous les degrés, à l'obligation du service militaire pour tous et à une diminution notable de la durée de ce service.

Aucune décision n'ayant été prise par le Ministre, nous adressâmes le 4 juillet à M. Jules Simon, dont l'opinion, sur l'importance de l'éducation physique du moins, n'a point varié, une longue lettre pour le prier de prendre en main la cause de la Gymnastique scolaire.

Voici quelle fut sa réponse :

Mon cher Paz,

Mais vous prêchez un converti. Je vais avoir dans quelques jours l'occasion de plaider la cause qui vous

est chère et je le ferai, je pense, de façon à vous
satisfaire.

Tout à vous.

JULES SIMON.

Paris, le 5 juillet 1868.

M. Jules Simon tint parole, et dans la séance
qui eut lieu le 19 juillet au Corps législatif, il
réclama d'urgence l'introduction de la Gymnastique et des Exercices militaires dans les écoles.
M. Duruy promit que *cela serait fait dans trois
mois*. M. Charles Robert, commissaire du gouvernement, confirma, le lendemain à la tribune,
cette promesse officielle.

Une pareille affirmation ne reposait sur rien de
sérieux, et tout en applaudissant du fond de
notre cœur à ces bonnes intentions, nous nous
exprimions ainsi dans la *Gymnastique obligatoire* publiée au mois d'août suivant :

Est-il bien possible, avec les plus droites intentions
et l'activité la plus dévorante, de fonder en trois mois
tout un système où tant d'idées opposées sont en
présence ? Qu'on y songe bien. Il y va de l'avenir de
toute notre jeunesse.

Hâtons-nous lentement sur un terrain où ce qui est
dangereux effleure à chaque pas ce qui est salutaire.

Qu'on fasse en ceci comme l'on a fait pour le projet
du nouvel Opéra. Qu'on mette la chose au concours.
Qu'on adopte la méthode la plus claire et la plus
rationnelle, les plans d'installation les plus écono-
miques et les mieux entendus.

Et qu'on accorde aux candidats le temps moral

pour méditer et exécuter mûrement un travail aussi important.

Le 9 février 1869, à la suite de plusieurs entrevues qu'il voulut bien nous accorder, l'honorable M. Duruy fit rendre par l'Empereur un décret aux termes duquel la Gymnastique faisait désormais partie de l'enseignement donné dans les lycées et les collèges, et il invitait les conseils municipaux à prendre les moyens nécessaires pour organiser cet enseignement dans les écoles primaires.

Le 1er août 1868, nous adressions au Ministre de la guerre une lettre trop longue à relater ici, dans laquelle nous exprimions le vœu que la garde nationale mobile ne fût pas un vain mot, et que les jeunes hommes appelés à en faire partie fussent initiés aux manœuvres militaires.

Le but que nous poursuivons, écrivions-nous au maréchal Niel, est double :

1o Faciliter pour quelques-uns, ainsi qu'il est dit dans la nouvelle loi, l'exemption des exercices périodiques de la garde mobile ;

2o Généraliser le goût des armes *si nécessaire* dans notre pays, en *présence de la nouvelle situation politique de l'Europe.*

Voici quelle fut la réponse du Ministre au projet que nous lui soumettions :

Vous m'avez écrit pour me proposer d'ajouter aux

exercices corporels enseignés dans votre établissement un cours d'instruction militaire préparatoire spéciale- ment destiné aux jeunes gens appelés à faire partie de la garde nationale mobile et, dans ce but, vous avez demandé le concours de l'administration de la guerre pour qu'il fût mis à votre disposition, non-seulement une centaine de fusils nouveau modèle, mais encore une douzaine d'instructeurs empruntés à l'armée.

Tout en appréciant l'intention qui a dicté votre proposition, je ne puis, quant à présent, qu'en garder note, me réservant de statuer lorsque l'organisation de la garde nationale mobile, actuellement en cours d'exécution, sera complétée ; je vous adresse néanmoins mes remerciements pour vos offres de service.

Recevez, monsieur, l'assurance de ma considération très distinguée.

Le Ministre, Secrétaire d'Etat de la guerre,
Pour le Ministre et par son ordre.
*Le Colonel, Directeur adjoint,*
HARTING.

Paris, le 1er avril 1868.

Le 15 mars 1869, nous adressâmes au Ministre un rappel de notre demande qui demeura sans réponse.

Ce qui n'empêcha pas le maréchal Niel, en cela vivement poussé par son collègue de l'instruction publique, de mettre à la disposition de ce dernier 12,000 fusils et des instructeurs pris à l'Ecole de la Faisanderie et dans les détachements en gar- nison en province.

M. Duruy pourrait, mieux que personne, dire la

1.

part qui nous revient en tout ceci. Aussi lira-t-on avec intérêt la première partie d'une lettre qui nous fut adressée le 12 décembre 1870 par cet homme estimable entre tous, auquel nous avions publiquement rendu justice dans un rapport qui ne contenait pas précisément l'éloge de l'administration impériale :

Monsieur Paz,

Je viens de lire votre rapport à M. Jules Simon et je vous en félicite..

Vous n'êtes pas de ceux qui jettent la pierre aux morts. Vous avez osé faire prononcer mon nom dans l'*Officiel,* — c'est du courage.

J'avais, vous le savez, de grands projets sur la Gymnastique, projets dans lesquels je vous réservais une part d'action considérable.

Permettez-moi de revendiquer l'honneur, que vous attribuez au maréchal Niel, d'avoir introduit le maniement d'armes et l'exercice du fusil dans nos 80 lycées, 260 collèges et 80 écoles normales. Le maréchal Niel, qui avait bien compris l'importance de cette organisation, dont vous aviez signalé vous-même la nécessité avec tant de patriotisme et de talent, m'avait donné des fusils et des instructeurs de l'armée en attendant que je puisse en former dans l'Ecole normale, que vous réclamez si justement et qui a *été sur le point d'être fondée.*

Si tout cela eût vécu, la garde mobile aurait trouvé tout prêts les cadres qui lui ont manqué. Plus que jamais il faut exécuter ce que j'ai entrepris, et M. Jules Simon ne saurait mieux faire que de vous prendre pour lieutenant.

V. DURUY.

M. Jules Simon ne nous fit même pas l'honneur de nous prendre pour simple soldat !

Nommé membre de la Commission centrale de Gymnastique près le ministère de l'instruction publique, Commission instituée à la suite de notre rapport sur la Gymnastique en Allemagne, nous n'avons pas été convoqué une seule fois, depuis dix ans, aux séances de cette Commission, sous le prétexte adorable que nous ne pouvions cumuler cette fonction avec celle de professeur au lycée Fontanes. — Le vrai motif ne serait-il pas que notre connaissance de la matière aurait pu faire ressortir l'insuf.isance de certains membres et entraver les projets de certains autres ? M. de F... devrait savoir pourtant que nous sommes le moins ambitieux des hommes.

Nous adressâmes une énergique réclamation à M. Simon, qui trouva le procédé de ces messieurs incon...cevable, mais qui ne fit rien pour le faire cesser, si bien que nous avons, depuis, donné notre démission de professeur à Fontanes et qu'on ne nous convie pas plus qu'auparavant aux séances de la Commission.

Les successeurs de M. Jules Simon nous ont laissé dans le même oubli. Il est vrai que nous n'avons jamais rien demandé, et que la joie de voir nos idées acceptées et mises en pratique nous a surabondamment consolé de cet oubli.

Le 10 février 1869, nous soumettions un projet

d'organisation de l'enseignement de la Gymnastique dans les écoles primaires à M. le Préfet de
la Seine, qui nous répondit dans les termes
suivants :

Paris, le 4 mars 1869.

J'ai examiné, avec intérêt, le projet relatif à l'introduction de l'enseignement de la Gymnastique dans les
établissements primaires de Paris, que vous m'avez
adressé.

Je vous remercie de cette communication ; mais je ne
puis, quant à présent, lui donner aucune suite. D'une
part, les écoles primaires de Paris ne reçoivent que des
externes ; de l'autre, le temps nécessaire aux exercices
gymnastiques ferait absolument défaut.

Toutefois, je fais classer le document que vous avez
bien voulu me soumettre afin d'y recourir, si les
circonstances le permettaient.

Recevez, monsieur, l'assurance, etc.

Le Sénateur, Préfet de la Seine,

Pour le Préfet et par délégation :

*Le Directeur de l'administration préfectorale,*

Michel MORING.

Nous ne nous laissâmes pas décourager par
cette fin de non recevoir. Trois mois plus tard,
nous soumîmes à la fois au Préfet de la Seine
et au Ministre de l'instruction publique, une
méthode permettant d'exercer simultanément un
très grand nombre d'enfants, sans professeur ni
local spéciaux, et sans l'emploi d'aucun appareil.

Ce projet demeura sans réponse.

Les 15 décembre 1868, 15 mars et 15 avril 1869, nous posions dans notre journal, *le Moniteur de la Gymnastique*, les bases de l'Union des Sociétés de Gymnastique de France. Aussitôt après la guerre, nous reprenions énergiquement cette idée dans le même journal et fondions la *Nationale*, autour de laquelle nous parvînmes à grouper les premières Sociétés qui constituèrent cette fédération aujourd'hui si pleine d'avenir.

Déjà, en 1859, nous avions fondé la *Société des Amis de la Gymnastique*, qui s'est pendant trois années réunie au Gymnase Dutheil, et qui fut certainement la première Société de ce genre organisée en France.

Le bureau de la *Société des Amis de la Gymnastique* était ainsi composé :

| | |
|---|---|
| Eugène Paz, | *Président.* |
| Adolphe Sorano, | *Secrétaire.* |
| Albert da Silva, | *Trésorier.* |
| Eugène Dacheries, | |
| F. Gabriels, | |
| B. Rogers, | |
| F. Bernardi, | *Membres adjoints.* |
| L. Boutard, | |
| Moës, | |

Nous avions enfin, au mois de mai 1868, tenté d'organiser à Paris une grande réunion des Sociétés de Gymnastique de tous les pays, afin de faire connaître l'importance qu'on accordait ailleurs aux exercices du corps et les effets remarquables obtenus par les jeunes gens qui se livrent régulièrement à ces pratiques fortifiantes.

Nous avions même adressé, à cet effet, au Ministre des Beaux-Arts, une demande à laquelle il fit la réponse suivante :

Vous m'avez demandé l'autorisation d'organiser, dans le Palais de l'Industrie, une série de concours publics des Sociétés de Gymnastique.

Ce Palais ne pouvant être libre jusqu'à la fin de l'année, je regrette de ne pouvoir accueillir votre demande.

Recevez, monsieur, l'assurance, etc.

Pour le Ministre, et par autorisation :

*Le Conseiller d'Etat, Secrétaire général,*

A. GAUTIER.

Paris, le 1er juin 1868.

Parmi nos jeunes Sociétés de Gymnastique entrées récemment dans l'Union, plusieurs ignorent ces détails qu'il est bon de leur faire connaître, dans l'intérêt de la vérité tenue parfois sous le boisseau par l'envie, dénaturée plus souvent par sa digne sœur : la malveillance.

Le 20 novembre 1870, dans un rapport adressé à M. le Ministre de l'instruction publique, nous exposions longuement les conditions dans lesquelles il nous paraissait que la Gymnastique et l'enseignement préparatoire militaire dussent être organisés dans notre pays. Notre rapport concluait ainsi :

J'ai dit et je répète :

Que les heures consacrées à la Gymnastique ne doivent pas être prises sur les heures des récréations;

Que l'enfant a droit à sa récréation pour se distraire, et droit également à la Gymnastique pour gagner des forces et s'acheminer vers cette virilité qui manque visiblement à presque toute notre jeune génération ;

Que l'enseignement de la Gymnastique scolaire a été jusqu'à ce jour mal compris dans notre pays, faute de professeurs spéciaux, d'appareils modernes et d'une méthode uniforme ;

Je formule ce vœu qu'à l'avenir cet enseignement soit organisé avec l'intelligence et la sollicitude qu'il comporte, parce que la Gymnastique scolaire, livrée plus longtemps à des mains inhabiles, fera ainsi défaut à notre pays, alors qu'il en a le plus urgent besoin ;

Je demande avec instance : la création d'une *Ecole Normale de Gymnastique civile,* qui forme des professeurs pour les écoles, rien que pour les écoles ;

Qu'un professeur spécial soit attaché à chaque lycée, à chaque collège, à chaque école normale primaire, mais qu'il ne puisse exercer cet emploi qu'après avoir suivi, pendant un temps déterminé, les cours de l'Ecole normale de Gymnastique civile et pu justifier de connaissances suffisantes, tant au point de vue physique qu'au point de vue scientifique ;

Que dans l'enseignement primaire, gratuit ou payé, les principes élémentaires de la Gymnastique et de l'école du soldat soient, autant que possible, démontrés par l'instituteur lui-même ;

Les professeurs des lycées, ceux des collèges communaux et des écoles normales primaires, sortant du grand Institut Gymnastique, seront parfaitement à même de transmettre cet enseignement aux instituteurs primaires de leur résidence respective;

Je demande enfin que tous les élèves, depuis celui de

septième jusqu'à celui de philosophie ou de mathématiques transcendantes, passent, à tour de rôle, une
heure *au moins* par jour dans la salle de Gymnastique;

Qu'un seul professeur ne puisse exercer à la fois plus
d'une *quarantaine d'enfants* aux mouvements d'ensemble, plus de *quinze* aux mouvements d'application
ou exercices aux appareils;

Qu'à cet effet, dans les lycées de Paris, qui comptent
un nombre considérable d'internes ou de demi-pension-
naires, un ou plusieurs aides pris parmi les aspirants
professeurs de l'école normale de Gymnastique civile
soient adjoints aux professeurs du lycée;

Que les mouvements élémentaires de l'école du soldat
soient enseignés à tous les élèves âgés de moins de douze
ans; qu'au-dessus de cet âge, ils apprennent le petit
maniement d'armes;

Qu'à partir de quinze ans, on complète l'instruction
militaire de ces jeunes gens en leur faisant exécuter
l'école de peloton dans son entier, l'escrime à la baïon-
nette et l'école de tirailleurs;

Que sur l'heure affectée quotidiennement à la
Gymnastique, vingt minutes soient consacrées à l'instruction militaire pour les jeunes élèves, et que cette
même instruction absorbe la moitié de l'heure pour les
élèves des classes supérieures;

Que tous les appareils nuisibles, tels que le *trapèze
volant* surtout (engin dangereux, avantageusement
remplacé aujourd'hui par la barre fixe et la barre
mobile), le *tremplin*, appareil de cirque et non de
Gymnase, qui offre ce grand inconvénient d'habituer
l'élève à prendre un élan factice sur un terrain factice,
que tous les appareils faux ou surannés soient rayés du
programme ministériel;

Et que le manuel de la Gymnastique scolaire soit divisé en trois parties séparées : la première, destinée aux jeunes garçons de sept à douze ans (élèves des lycées, collèges et des écoles primaires); la seconde, aux élèves de douze à quinze ans; la troisième, aux élèves au-dessus de cet âge ;

Que cette théorie soit mise au concours et qu'on adopte celle qui sera reconnue la plus claire, la plus rationnelle et la plus pratique ; .

La France est le seul grand pays où la Gymnastique ait été jusqu'à ce jour considérée comme un agréable passe-temps et non comme une des choses les plus sérieuses qui puissent solliciter l'attention des gens graves;

Il est temps cependant de tremper nos enfants dans le Styx !

Il est temps de substituer à l'éducation désastreusement exclusive de notre époque une éducation rationnelle et virile, afin que l'âme et le corps se développpent dans un constant et complet état d'harmonie;

Il est temps, enfin, de se souvenir que ce qui, par-dessus tout, peut faire une nation forte et énergique, ce sont ses mœurs; que le meilleur moyen de faire contre-poids aux formidables empiètements du système nerveux et de combattre les travers de l'imagination, chez les enfants comme chez les hommes, c'est de les soumettre tous à des exercices réguliers qui calment le cerveau en fortifiant le corps.

Ce programme, nous l'avions déjà formulé dans les mêmes termes, dans notre livre : la

*Gymnastique obligatoire* (1) et complété plus tard en soumettant au Ministre de l'instruction publique un nouveau travail dans lequel nous indiquions la progression, qui nous paraissait la plus conforme aux possibilités de l'enfance et à un enseignement rationnel.

Cette progression se divisait comme suit :

Pour les élèves jusqu'à douze ans :

*Formation des rangs, principes d'ordre, de tenue, marche au pas en chantant, au pas gymnastique sans chanter.*

*Mouvements préliminaires d'ensemble. — Principes d'équilibre sur la poutre horizontale fixe. — Principes du saut en masse. — Jeux réglés.*

Pour les moyens (douze à quinze ans) mêmes exercices auxquels on ajoutera : *Les barres parallèles sans flexion des bras — suspensions et renversements aux anneaux — ascension aux échelles sans traction des bras — ascension aux perches et cordages à l'aide des bras et des jambes. — Exercices d'équilibre sur la poutre oscillante — saut individuel en hauteur, longueur et profondeur.*

(Nous sommes opposé aux tractions et flexions forcées pour le jeune âge et nous pouvons affirmer que les médecins sont de notre avis. Les tractions

---

(1) 1 vol. in-12 (1868). Hachette, éditeur.

et les flexions excessives ou souvent répétées
peuvent nuire considérablement à la croissance
et au développement normal des enfants.)

Au-dessus de quinze ans :
*Tous les exercices, sauf ceux des trapèzes
volants.*

Tous les exercices, disons-nous, sont bons pour
les grands, à la condition d'être faits avec méthode et une progression rigoureuse.

Quant à notre opinion sur le chant pendant les
exercices, nous la formulions ainsi :

De même que nous sommes très partisan des
exercices de respiration, de même aussi nous
admettons comme bons les exercices de chant en
marchant au pas ou pendant les mouvements
d'élévation verticale et ceux d'extension horizontale des bras. Mais nous sommes, par contre,
tout à fait opposé aux exercices de chant pendant
le pas gymnastique ou pendant l'exécution de
mouvements libres compliqués. Ainsi, dans les
mouvements de flexion du corps sur une jambe
placée en avant, ou dans la flexion verticale sur
les genoux, le poumon se trouve comprimé par
les viscères ; ce n'est donc pas le moment de
faire un exercice vocal qui appelle une dilatation
de cet organe.

Nous formulons du reste notre opinion sur

cctte question d'une manière plus complète dans notre chapitre intitulé : *Exercices de respiration.*

Nous demandions enfin, et nous demandons plus que jamais, que tous les élèves, ceux des écoles primaires, de même que ceux des lycées, depuis la classe de septième jusqu'à la classe de philosophie ou de mathématiques transcendantes, passent à tour de rôle une heure au moins par jour dans la salle de Gymnastique.

Le 10 mars 1872, nous insistions de nouveau auprès du conseil municipal sur la nécessité de créer une école normale de Gymnastique civile, création que nous avions sollicitée du Ministère de l'instruction publique dès 1866, et nous demandions instamment que la Gymnastique fût rendue obligatoire pour les filles, au même titre que pour les garçons.

Notre requête était conçue en ces termes :

*Messieurs les Membres du Conseil municipal*
*de Paris.*

Le 1er novembre dernier, j'ai eu l'honneur d'adresser à tous les membres du conseil municipal une lettre par laquelle j'appelais leur attention sur l'urgente nécessité d'introduire la Gymnastique d'une façon obligatoire dans l'enseignement à tous les degrés. A cette lettre était joint le rapport que j'avais adressé, peu de temps auparavant, à M. le Ministre de l'instruction publique, et dans lequel je donnais les moyens pratiques à employer pour l'organisation de cet enseignement.

M. le maire du neuvième arrondissement a bien voulu récemment porter à ma connaissance qu'à la suite d'une délibération prise par le conseil, les magistrats des vingt arrondissements ont été invités à désigner l'emplacement qui, dans chacune de leurs circonscriptions respectives, s'approprierait le mieux à l'installation d'un Gymnase où seraient envoyés tous les élèves des écoles primaires de Paris.

Je prends encore aujourd'hui la liberté de vous signaler un point d'une importance telle que je le considère comme la pierre fondamentale de la question que vous voulez résoudre.

Il est de toute impossibilité de fonder un enseignement gymnastique efficace pour les enfants si une méthode parfaitement adaptée à cet âge, à la fois si délicat et si décisif, n'est uniformément adoptée.

Il n'est qu'un seul moyen d'obtenir ce résultat : c'est de fonder une *École normale* où ceux qui se destineront à cet enseignement apprennent d'abord ce qu'ils devront plus tard démontrer aux autres.

Le personnel enseignant s'est jusqu'à ce jour exclusivement recruté parmi les sous-officiers et soldats sortant du corps des pompiers ou de l'excellente école de Joinville-le-Pont. Ces moniteurs possèdent, à coup sûr, une instruction suffisante pour démontrer à des adultes une Gymnastique de sauvetage ou d'entraînement militaire, mais ils ne peuvent remplir que d'une manière très restreinte les conditions scientifiques nécessaires pour développer rationnellement la constitution de l'enfant.

L'Allemagne, autant citée aujourd'hui qu'elle l'était peu autrefois dans nos discussions scolaires, a si bien compris la distinction qui doit régner entre ces deux genres d'enseignement, que les écoles normales de Gymnastique, qui brillent au premier rang dans toutes ses Universités, comprennent deux sections bien nettement délimitées : l'une s'appliquant à la vie militaire, l'autre à la vie universitaire.

Et puisqu'il me faut invoquer l'exemple de nos ennemis, qu'il me soit permis, en terminant, de mentionner l'importance toute particulière qu'on donne en leur pays à l'éducation physique des *jeunes filles,* et de manifester le vœu qu'on fasse ici pour elles ce qu'on se dispose à faire pour les enfants de l'autre sexe.

Veuillez, messieurs les membres du conseil, agréer, etc.

EUGÈNE PAZ.

Paris, le 10 mars 1872.

Le 1ᵉʳ juillet de la même année, M. Gréard, directeur de l'enseignement primaire, voulut bien, sur notre demande, nous charger d'enseigner les premiers principes de l'école du soldat et les exercices du plancher sans instruments aux instituteurs de la rive droite, de façon qu'ils pussent ensuite transmettre cette instruction à leurs élèves. M. Gréard, après s'être assuré qu'il ne nous déplairait nullement de partager cet enseignement avec M. Laisné, pria ce dernier de faire le même cours aux instituteurs de la rive gauche.

Grâce à la bonne volonté de ces membres si estimables de notre corps enseignant, il nous

suffit d'une trentaine de leçons (1) pour les fami-
liariser avec cet enseignement, si bien que,
depuis cette époque, tous les jeunes garçons
qui fréquentent nos écoles primaires prennent,
trois fois par semaine, une leçon de Gymnastique et de principes militaires. M. Laisné, nommé
inspecteur de la Gymnastique dans les écoles
primaires de la Seine, est chargé de la surveil-
lance de ces exercices.

C'était beaucoup d'avoir obtenu cela, mais nous
voulions encore davantage, et le 5 décembre 1872,
après avoir plusieurs fois insisté auprès de M.
Gréard pour que les bienfaits de l'enseignement
Gymnastique fussent étendus aux filles, qui n'en
ont pas moins besoin que les garçons, nous lui
adressions, par la voie du *Petit Journal*, la lettre
suivante :

### A Monsieur GRÉARD

*Directeur de l'Enseignement primaire, à Paris.*

A qui pourrais-je m'adresser qui connût mieux que
vous, monsieur, les besoins de l'enfance? Quel confident
plus intelligent et plus amoureux du bien pourrais-je
choisir, quand il s'agit d'un progrès à introduire dans
l'éducation?

La mission que vous avez bien voulu me confier,
d'initier une partie des instituteurs primaires de Paris

---

(1) Les leçons données aux instituteurs ont commencé
le 9 juillet et fini le 30 novembre 1872.

aux *faciles difficultés* de la Gymnastique élémentaire,
l'appui que vous m'avez prêté pour la mise en pratique
de cette innovation, et les résultats si rapidement obtenus,
m'encouragent à vous demander avec instance de
compléter cette œuvre de régénération, en faisant pour
les jeunes filles des écoles primaires ce qui vient d'être
fait pour les jeunes garçons.

Peut-être, au milieu de vos occupations, avez-vous
trouvé le loisir de lire l'article que j'ai publié à cet égard
dans un des derniers numéros du *Petit Journal.* S'il
en est ainsi, j'ai, à la vérité, peu de chose à ajouter
pour démontrer la débilité, en quelque sorte fatale,
qu'impose notre organisation scolaire au sexe le plus
faible, et la nécessité impérieuse qui incombe aux
réformateurs du temps présent de mettre un terme à
un état de choses aussi funeste.

Je ne puis néanmoins me dispenser de revenir sur un
argument que j'ai, après bien d'autres, fait valoir un si
grand nombre de fois, qu'il semblerait qu'il dût à l'heure
actuelle être incrusté dans la pensée de tous ceux
qu'occupe le grand problème de la conservation et du
progrès de notre espèce.

J'entends parler de la parité d'intérêt qu'offrent les
deux sexes. Les esprits prévenus ou irréfléchis sont, au
premier abord, amenés à croire que l'homme seul a un
rôle militant à remplir dans la société, qu'à lui seul par
conséquent est nécessaire le développement des forces
physiques comme celui des facultés intellectuelles!

Quelle erreur!

L'Écriture, dans un élan poétique, a bien pu créer la
fable ingénieuse autant que charmante de la femme
issue de la chair de l'homme. Cela n'empêche pas que,
dans la réalité, ce soit tout le contraire qui ait lieu.

Mais ce préjugé qui veut que la femme soit une créature d'un ordre inférieur par rapport à l'homme, ne disparaît que lentement, même dans les pays civilisés. Aussi dans quel abandon est laissée cette créature si merveilleusement combinée où éclot et se développe l'homme lui-même?

Que fait-on pour la disposer à ce rude labeur?

Que fait-on pour donner à son organisme si délicat et appelé à une mission si grande, la vigueur, l'énergie et les proportions nécessaires?... Rien, absolument rien. Il faut que l'épouse accomplisse fatalement son œuvre sans qu'aucune préparation de son corps soit venue en aide aux cruelles exigences de la nature, alors que tout dans notre vie moderne tend à renverser les lois impérieuses que cette même nature impose à tout être vivant.

Le devoir suprême de la femme, c'est la maternité... de tous les sacerdoces le plus pénible et le plus dangereux. Il n'est dans l'œuvre de Dieu rien de plus sublime ; mais par les tourments et les responsabilités encourues, il n'est rien non plus, sur la terre, qui soit plus digne de la sollicitude universelle.

Or, parmi les femmes des grandes villes, combien en compte-t-on dont la santé et les organes résistent à deux ou trois accouchements? Combien en trouve-t-on qui soient capables de nourrir elles-mêmes leurs enfants? A peine deux sur dix.

C'est ce qui me fait dire sans cesse, et c'est ce qui me fait répéter, sous risque de passer en fin de compte pour un maniaque aux yeux de mes contemporains, qu'on ne formera que des générations laides, mièvres, exténuées, tant qu'on ne consacrera pas au corps de la jeune fille

2

les mêmes soins qu'on a enfin consenti à reconnaître utiles, indispensables aux jeunes garçons.

Veut-on des soldats robustes et énergiques? Qu'on façonne avant tout des femmes capables de concevoir, d'enfanter, de nourrir. C'est la pierre angulaire du problème. Tout ce qui veut passer à côté n'est qu'erreur et illusions.

Mais est-il donc si difficile de donner satisfaction à cette exigence, la plus impérieuse qui se soit jamais imposée à une époque et à l'intelligence de ses législateurs?

Non, assurément non. Rien n'est plus simple, et vous venez, monsieur le Directeur, d'en faire l'expérience.

J'ai lutté pendant des années, d'autres avant moi déjà avaient commencé le combat, pour que nos instituteurs de l'enseignement primaire fussent initiés aux principales notions de la Gymnastique. Il semblait, pour me servir d'un terme vulgaire, que ce fût la mer à boire. Un certain nombre d'hommes éclairés et énergiques, et à leur tête M. le Ministre de l'instruction publique, ont résolu un jour de secouer une fois pour toutes le joug de la vieille routine, de la torpeur traditionnelle. Vous-même, monsieur le Directeur, avez été jugé digne d'ouvrir l'ère nouvelle de notre éducation, et, en moins de quelques mois, tous les instituteurs primaires de Paris ont reçu en dépôt le soin précieux de retremper leurs jeunes élèves et d'arrêter la dégénérescence de notre peuple à sa source même.

Or, cette source, je le dis encore une fois, c'est la femme et rien que la femme, ou plutôt la toute petite fille.

Eh bien! monsieur le Directeur, que ne feriez-vous pour le sexe féminin ce qui nous donne de si bons résultats pour le sexe masculin ? Quelles difficultés y aurait-il à enseigner aux institutrices, comme on l'a fait aux instituteurs, les mouvements sans appareils, combinés spécialement en vue de la conformation de la femme et de sa maternité future.

Je me mentirais à moi-même si j'essayais de vous persuader qu'on aura donné alors la note suprême qui me semble indispensable pour atteindre au but proposé. La France ne sera point guérie de la consomption qui la mine, elle aura seulement acquis quelques chances de guérison qu'on lui avait, jusqu'à ce jour, obstinément refusées.

La reconstitution physique de notre belle race gauloise ne sera possible et faite que le jour où Paris sera doté d'une École normale centrale de Gymnastique, où seront formés tous les ans des professeurs des deux sexes pour toutes nos écoles.

J'en ai maintes fois parlé à monsieur le Ministre de l'instruction publique. Il a reconnu avec moi l'urgente nécessité de cette institution. Laissez-moi espérer, monsieur le Directeur, que vous voudrez bien joindre votre voix à la mienne pour obtenir du Ministre qu'il ajoute l'action à la parole, et qu'il se décide enfin à réaliser sans retard une création qui est devenue indispensable.

Je suis, monsieur le Directeur, avec un profond respect, votre tout dévoué.

Eugène PAZ.

M. Gréard, qui est pourtant un homme d'esprit et de cœur, nous en voulut beaucoup, paraît-il, de la publication de cette lettre dans le *Petit Journal*. Il n'y répondit pas. Nous nous présentâmes deux fois à son cabinet pour lui rappeler notre requête. Nous ne fûmes pas reçu. Il n'est pas toujours facile, on le voit, de plaider librement la cause du bien public.

Cependant, contrairement à la tradition, hostile à toute aspiration nouvelle, nous avons eu cette joie rare de voir adopter, au moins en principe, la plus grande partie de nos idées.

La Gymnastique et l'enseignement préparatoire militaire sont aujourd'hui à peu près universellement appliqués dans notre éducation. Le temps consacré à cet enseignement est, il est vrai, encore très insuffisant; cet enseignement lui-même est parfois compris d'une façon bien singulière, mais l'expérience et les résultats aidant, on ne tardera pas à reconnaître cette insuffisance et à compléter ce que peut-être, jusqu'à ce jour, on a eu le tort de seulement ébaucher. On arrivera enfin partout, espérons-le, à prendre les leçons de Gymnastique sur les heures d'études et non sur les heures de récréation, et on voudra bien accorder au professeur de Gymnastique, dont la responsabilité est si sérieuse, la même autorité sur ses élèves qu'à tout autre professeur.

Immédiatement après la guerre, M. Monjean, directeur du collège Chaptal, très épris de nos idées, nous permit d'en faire l'application. Nous organisâmes, dans son institution, des cours militaires, qui furent un exemple pour l'Université, et nous valurent l'approbation des hommes les plus compétents.

Nous citerons, à ce propos, quelques lignes extraites d'un article remarquable publié le 5 juillet 1872 dans l'*Avenir militaire* par l'estimable capitaine Grellet, devenu depuis commandant de l'École normale de Gymnastique de Joinville-le-Pont :

Jusqu'à ce jour, il faut bien le dire, les jeunes gens des collèges n'ont pas pris à cœur les exercices militaires; on n'a pas su faire vibrer en eux la corde du patriotisme. En résumé, cette instruction donnée sans conviction, reçue sans enthousiasme, n'a fait aucun progrès.

Il nous a été donné de constater une toute autre organisation dans un collège indépendant du ministère de l'instruction publique : le collège Chaptal.

L'Université s'est laissé devancer, et cet établissement, l'un des plus importants de notre pays, a pris une initiative qui eût dû appartenir aux lycées et collèges de l'instruction publique. Son honorable Directeur a eu l'heureuse idée de confier à un maître expert en matière d'éducation physique, M. Eugène Paz, le soin d'instruire ses jeunes gens dans le maniement des armes, et celui-ci, assisté d'un de ses professeurs, ancien sous-officier de l'armée, a su obtenir de tels résultats que la commission *elle-même* lui a adressé les plus chaleureuses félicitations.

L'Etat offrait ses fusils à tabatière, M. Paz inventa, lui, une arme du poids, du mode et du système Chassepot, mais avec quelques modifications qui en rendent le maniement plus facile et suppriment tout danger.

2.

Chaque élève acheta un de ces fusils (1). On organisa des compagnies avec leurs cadres, on donna une autorité aux gradés, et nous avons pu voir par nous-même les élèves grands et petits manœuvrer non seulement avec ensemble et précision, mais encore conserver dans le rang une attitude et observer un silence qui auraient fait honneur à de véritables troupes.

C'est sur ce résultat surtout que nous insisterons, car l'esprit de discipline est la base de toute organisation militaire, et nous avouerons que nous avons été vraiment surpris de voir ces enfants obéir si militairement à ceux de leurs camarades qui portent, pendant l'exercice, les insignes d'un grade.

Comme complément d'instruction, on fait à ces élèves un cours d'administration élémentaire. On tient, dans les compagnies, les registres réglementaires, on fait des feuilles de prêt, des bons de pièces administratives et de toute nature, dont la connaissance pratique donnera à ces jeunes gens une véritable supériorité lorsque, volontaires d'un an ou appelés, ils entreront dans l'armée active.

Le collège Chaptal a donc obtenu des résultats sérieux. Il faut aujourd'hui que tous les établissements d'éducation arrivent à ce degré d'instruction.

Dès le commencement de l'année 1872, nous inaugurions les premiers cours préparatoires au volontariat, et en 1874 les cours spéciaux pour les

---

(1) Nous pouvons ajouter que ces fusils, vendus 20 fr., coûtaient à M. Paz 27 fr.

candidats officiers dans l'armée territoriale et dans la réserve.

Nous sommes heureux de voir aujourd'hui que l'administration a reconnu l'utilité de ces cours, puisqu'elle-même en a, en ces derniers temps, fondé de semblables. Il est vrai que plus de deux mille jeunes gens ont été reçus officiers après avoir suivi les manœuvres et les conférences organisées dans notre établissement.

Le 8 décembre 1875, l'honorable M. Talandier présentait au conseil municipal un rapport concluant à l'adoption de projets de vœux tendant à obtenir que la Gymnastique, dans les écoles primaires de Paris, fût rendue obligatoire pour les filles comme pour les garçons. Les conclusions de ce rapport ont été adoptées.

Le 24 juin 1879, date mémorable pour la Gymnastique, M. Georges, sénateur des Vosges, soumettait au Sénat un projet de loi ainsi conçu :

« L'enseignement de la Gymnastique est obligatoire dans tous les établissements d'instruction publique de garçons, dépendant de l'Etat, des départements et des communes.

» La présente loi entrera en vigueur dans le délai de deux ans, et à dater de sa promulgation. »

M. Barthelemy Saint-Hilaire, rapporteur de la proposition de M. Georges, terminait ainsi l'admirable plaidoyer à la suite duquel il fut procédé au vote sur l'ensemble du projet :

Je dois ajouter encore que, dans la villé de Paris, une foule de citoyens montrent un très grand zèle et une très louable ardeur pour la culture et la propagation de la Gymnasti[us privée ; parmi eux, on en compte un qui a contribué pour sa part à préparer tous les matériaux si utilement employés dans le décret du mois de février 1869 : je veux parler de M. Eugène Paz, qui a déjà eu l'honneur d'être nommé à la tribune du Corps législatif par un de nos collègues et un de mes amis les plus chers, M. Jules Simon, de même qu'il avait été consulté et employé par M. Victor Duruy, alors ministre de l'instruction publique.

M. Paz, fondateur de l'Union des Sociétés de Gymnastique de France, a créé un Gymnase que fréquente un nombreux public et qui rend les plus grands services en entretenant parmi les simples citoyens, et parmi les adultes, l'habitude des exercices corporels réguliers.

Vous le voyez donc, messieurs, les choses sont aujourd'hui en très bon état dans la ville de Paris ; mais si la capitale donne un patriotique exemple au reste de la France et à toutes les autres villes importantes de notre pays, il faut dire que l'enseignement de la Gymnastique dans nos écoles communales, c'est-à-dire dans le plus grand nombre de nos écoles, laisse beaucoup à désirer. Il est à souhaiter que, sous ce rapport, on s'efforce de réaliser le plus tôt possible un grand et nécessaire progrès.

Ce sont là, messieurs, les considérations que je voulais recommander à la sagesse du Sénat, de manière à lui faire bien sentir l'utilité de la proposition de notre honorable collègue M. Georges.

La loi que nous discutons en ce moment sera un immense bienfait. Elle répandra dans toutes nos écoles l'enseignement obligatoire de la Gymnastique au grand profit du pays, au grand profit de la santé et de la force de nos concitoyens, au grand profit enfin de la défense de la patrie.

Le Sénat voudra bien voter, je l'espère, la loi que nous lui avons présentée.

## RÉSULTAT DU VOTE

Nombre de votants...... **219**

Majorité absolue ........ **110**

Pour l'adoption... **219**

En votant cette loi à l'unanimité, le Sénat et la Chambre des députés ont rendu à la patrie et à la société un service éclatant, et à l'humble pionnier de la Gymnastique la seule justice et la seule faveur qu'il ait jamais ambitionnées.

Enfin, grâce aux louables efforts d'hommes convaincus, les sociétés de Gymnastique se sont multipliées en France dans une proportion considérable. Leur lien s'est établi. La fédération que nous avons fondée a, depuis 1875, été consacrée à Paris par deux grandes fêtes; à Reims, à Epinal, à Lille et à La Rochelle par des fêtes semblables. Il en sera ainsi tous les ans dans une des grandes villes de France.

Nous avons donc lieu de nous réjouir des résultats importants obtenus jusqu'à ce jour. Il reste encore deux points à résoudre :

*L'École normale de Gymnastique civile; l'enseignement obligatoire de la Gymnastique pour les jeunes filles.*

Nous faisons, pour ces deux points, appel au Pouvoir, aux Chambres, à nos Ediles, persuadé que leur réalisation intéresse chaque famille en même temps que le pays tout entier.

Qu'on nous permette, en terminant, une simple réflexion.

Parmi nos disciples les plus convaincus, nous comptons deux hommes qu'on considère, à juste titre, comme les deux plus vastes intelligences de notre époque : ce sont MM. Jules Simon et Gambetta.

L'un a suivi nos leçons pendant trois ans, l'autre a pendant sept ou huit mois exécuté chaque jour, sous notre direction, des exercices méthodiques qu'il continue régulièrement et dont il se trouve à merveille, à la grande joie de tous ceux qui aiment la République et que préoccupe l'avenir de la France.

Ah ! si ces deux grands citoyens pouvaient être aussi parfaitement d'accord sur la politique que sur la Gymnastique !!!

## CHAPITRE PREMIER

—

## INTRODUCTION

Combien de fois et sous combien de formes
variées faut-il que certaines vérités soient
exprimées, répétées et ressassées pour être
comprises, acceptées et mises en pratique?
Demandez-le à tous les hommes de bonne volonté
qui ont sacrifié leur temps et leur fortune au
triomphe d'une idée utile ou d'une invention
féconde.

Alors même qu'il s'agit, pour l'humanité, d'un
principe éminemment conservateur, et en quelque
sorte d'une question de vie ou de mort, l'apôtre
bénévole se heurte sans cesse à l'insouciance
générale qui paralyse les efforts les plus énergiques et entrave les progrès les plus importants.

Mais, loin de se décourager et de laisser aller
les choses au gré de la routine et des préjugés,
celui qu'une forte conviction anime et pousse à la
manifestation des préceptes qu'il sait profitables
à tous, ne se lasse pas de crier gare aux sourds
qui ne veulent pas entendre et aux indolents qui,
ayant acquis la foi, n'ont pas encore le courage

de l'action. C'est ce que nous allons, une fois de plus, nous efforcer de faire avec toute la clarté dont nous sommes capable, trop heureux si nous parvenons à convaincre quelques incrédules.

---

Si tous les gens qui se préoccupent du cours de la Bourse consentaient à s'inquiéter avec une égale sollicitude du cours de la vie, ils seraient assurés d'accroître considérablement leur capital, c'est-à-dire le nombre des jours auquel ils ont droit de prétendre, et en outre ils obtiendraient, de ce placement viager, un intérêt bien plus élevé en augmentant dans une large proportion la somme de leurs jouissances quotidiennes. Et quelle plus admirable spéculation pourrait-on imaginer que celle où chaque intéressé, en développant son avoir personnel, concourrait à grossir le fonds social ?

Proposez à un père de famille électeur, éligible, voire même élu, de restreindre le régime hygiénique de son cheval ou de son âne à la somme d'exercices physiques et de soins matériels qu'il trouve suffisante pour la santé et le développement de son fils, pensionnaire dans une institution quelconque, il se révoltera, déclarant qu'il faut, aussi bien que l'avoine et le foin, mesurer à l'animal domestique le grand air et le

mouvement, faute de quoi la bête la mieux douée
et la mieux nourrie ne tardera pas à devenir une
rosse vicieuse et maladive.

Voilà donc un homme de bien qui fait pour le
quadrupède qu'il a acheté ce qu'il ne croit pas
devoir faire pour le fils qu'il a procréé. Or, ce
qu'il ne fait pas pour son fils, il ne songera pas
davantage à le faire pour lui-même.

Comment s'étonner ensuite de voir les habitants
des villes en proie à tant de malaises et de pré-
coces infirmités !

—

Nous exigeons que nos appartements soient
balayés, époussetés, nettoyés chaque jour et frottés
au moins une fois par semaine. Nous faisons
battre meubles et tapis, laver glaces et panneaux.
Combien d'entre nous songent à en faire autant
pour leur propre corps, à le tenir net et brillant
dans tous ses coins et recoins, à le débarrasser
sans relâche de toute souillure et à provoquer
régulièrement, par des manœuvres efficaces,
l'expulsion des miasmes délétères et des super-
fluités qui s'y introduisent sans cesse par la
respiration et la nutrition?

Bien avisé pourtant serait celui qui concilierait
ces soins parallèles, et faute d'une installation
plus précise d'appareils gymnastiques, s'impo-
serait à lui-même la tâche d'entretenir de ses
mains et de ses pieds le lustre de ses parquets et
de son mobilier. Celui-là pourrait se promettre

3

de faire durer longtemps sa personne et ses meubles.

———

Bien des gens se croient en parfaite santé *parce qu'ils ne sont pas malades.*

C'est là une douce, mais souvent aussi une bien trompeuse illusion. Le corps est un esclave soumis qui s'accommode quelquefois d'un régime malsain et ne se révolte que sous le coup de mauvais traitements prolongés, de même qu'un cheval peut être longtemps malmené avant de s'abattre ou de se cabrer. Mais un jour vient où esclave et cheval, complètement épuisés, se refusent à l'ouvrage, et on fait alors, pour leur rendre leur vigueur perdue, des efforts qui demeurent impuissants.

Il en est ainsi de nos organes.

Leur inertie ou leur fatigue ne se manifeste pas toujours par de brusques défaillances, et nous les laissons perdre peu à peu leur énergie et leur ressort sous l'influence latente d'un régime débilitant, jusqu'au jour où un avertissement brutal nous signifie, sans sommation préalable, de ne plus avoir à compter sur leur service régulier.

Comme on dit vulgairement, il n'y a plus d'huile dans la lampe. — Il n'y a plus d'huile parce qu'on ne s'est pas donné la peine d'en fabriquer.

———

Et d'abord il est très rare que nous naissions avec tous nos organes également bien constitués, et qu'en raison de cette disposition, nous n'ayons tous une partie relativement plus faible, plus irritable ou plus sensible.

Il n'existe pas de santé absolue. Les désirs immodérés, l'intempérance, les soucis de la fortune, l'application profonde aux affaires ou à l'étude, les déceptions, les chagrins, les passions enfin, tout concourt à la détruire. D'un autre côté, la vie se compose d'une série d'actions et de combinaisons d'où résultent des prédominances continuelles, soit dans les fonctions de certains organes, soit dans la proportion et dans la nature de certaines humeurs ; c'est ce défaut d'équilibre, de réciprocité de l'action des fluides sur les solides, et de la réaction des solides sur les fluides, qui constitue les divers états maladifs.

Se *connaître soi-même*, selon le précepte de la sagesse antique, est donc de la première nécessité pour l'homme qui veut se bien porter.

—

Sans être médecin on peut se demander :

Qu'est-ce que l'homme ?

Quelle est sa nature ? sa constitution ? comment s'opère sa croissance ? comment son corps se conserve - t - il ? comment perd-il ses forces ? comment arrive-t-il souvent qu'il succombe bien avant l'heure qui semblait lui être assignée ?

Sans être médecin, on a le droit de chercher à

se rendre compte et des pertes que le corps subit à chaque minute, et des moyens que la nature emploie pour réparer ces pertes et pour nous refaire constamment un sang et des organes nouveaux.

Sans avoir l'intention de pousser jusqu'à ses extrèmes limites l'étude de la physiologie, on peut et on doit enfin chercher à connaître les principes élémentaires de l'économie animale, de la structure et des fonctions des organes, c'est-à-dire de la nature de l'homme et des conditions normales selon lesquelles la vie se manifeste en lui, se développe, s'entretient et s'altère, de la naissance à la mort.

Tâchons donc de savoir comment nous vivons et de quoi nous vivons, afin de régler le service de notre machine de façon à la faire durer dans le meilleur état et le plus longtemps possible.

—

L'homme n'est pas fondu en bloc comme une statue de bronze, et dressé tout d'une pièce sur sa base. Successivement germe presque invisible, embryon, enfant, adulte, il se forme et se complète petit à petit par une élaboration lente et continue, puisant et rejetant sans cesse, dans le milieu qui l'entoure, les éléments de ses organes. Ce travail mystérieux, dont la respiration et l'alimentation sont les agents les plus directs, s'accomplit avec une activité croissante jusqu'à la virilité, et décroissante de ce point à la fin de la vie.

Entre ces deux périodes s'offre, comme une plaine entre deux versants, un temps de repos, sinon d'arrêt, pendant lequel la transformation est plus lente, et qui constitue l'homme fait. Or, en ménageant sagement l'ascension de manière à développer la plus grande somme de forces possible, il dépend de nous d'augmenter l'étendue de cette surface plane et d'en rendre la descente moins rapide.

—

Les hommes, sur cette terre, sont de simples voyageurs qui arrivent, passent la journée et repartent le lendemain. Comme les populations de la terre, notre corps est composé d'éléments transitoires qui ne doivent y passer qu'un seul jour.

La jeunesse absorbe plus de sucs nutritifs qu'elle n'en dépense. Elle prend des forces et développe ses membres : c'est le temps de la croissance.

L'adulte à l'état normal dépense environ ce qu'il consomme et doit par conséquent se maintenir dans un état d'équilibre à peu près parfait.

Le vieillard, au contraire, perd chaque jour plus qu'il ne reçoit. Son énergie diminue, ses articulations se rouillent, ses muscles perdent leur élasticité et leur vigueur. C'est que les organes, devenus paresseux, se prêtent moins activement à l'élimination des éléments hors de service et à l'assimilation du contingent réparateur. On s'est formé peu à peu, et on s'en va en détail.

Telle est l'inexorable loi de la nature, contre laquelle il serait insensé de protester ou de s'insurger. Mais il nous est permis et il devrait nous être prescrit de retarder le plus possible cet état de décrépitude sénile qui attriste et rend plus lourdes les dernières années d'une longue existence ou d'une vieillesse prématurée.

—

Le moyen? nous demandera-t-on.

Le moyen, c'est l'exercice, un exercice sage, modéré, approprié à l'âge et à la constitution de chaque individu. Sans une Gymnastique soutenue, la circulation des fluides se ralentit, le cerveau se congestionne, les membres perdent leur ressort et deviennent bientôt impuissants à nous soutenir.

Alfred de Musset met sur les lèvres d'un vieillard très vert que ses charmantes filles entourent de leurs bras :

Ces deux fardeaux si doux, suspendus à ma vie,
Me font vers le tombeau marcher à pas plus lents.

Il en est de même des fardeaux matériels. *L'homme le plus chargé est souvent celui qui se courbe le moins.*

—

Tous les savants nous déclarent que, vu la nature de l'homme, le temps de sa croissance et de sa constitution, cette créature devrait vivre jusqu'à cent ans, et nous, nous ajoutons :

*Si nous vivons moins, c'est notre faute.*

On sait par de nombreuses expériences qu'un homme de taille moyenne, de santé régulière, perd en vingt-quatre heures environ trois livres de sa substance ; neuf cents grammes s'échappent par les pores, c'est-à-dire sous forme de chaleur humide par les innombrables petits trous dont la surface du corps est criblée comme un tamis, et cinq cents grammes sont chassés par la respiration.

L'homme se porte bien tant que cette déperdition se produit exactement ; mais si elle est, par une cause quelconque, interrompue ou modifiée, la santé est en péril.

C'est dans l'action physique, c'est dans les contractions musculaires que réside la cause efficiente de l'élimination des molécules désassimilées et de la juste répartition des molécules nouvelles.

*A chaque organe selon ses besoins, et en proportion de sa sphère d'activité :* telle est la loi générale de l'économie vivante.

—

Nous venons de dire que le corps humain trouve dans l'atmosphère et dans les substances qu'il absorbe la compensation nécessaire d'une déperdition constante. Il est donc essentiel que la comptabilité hygiénique soit sévèrement tenue en partie double, que les rentrées suivent de près

les sorties, et que l'état des recettes soit constamment en balance avec le chiffre exact des dépenses.

Si par un excès ou un abus quelconque d'action
ou d'inertie, un de nos organes souffre et s'affai-
blit, les autres organes éprouvent un trouble et
un malaise relatifs, car ils sont tous solidaires, ce
que Raspail formule ainsi : « Le contingent de
l'un des organes venant à manquer à l'élaboration de tous les autres, les produits qui résultent
de chacun d'eux ne peuvent être qu'incomplets,
et partant, non assimilables. »

C'est le point de départ de la maladie.

Puisque notre corps est soumis à ce régime de
mutations partielles qui s'opèrent insensiblement,
n'est-il pas un peu, sous ce rapport, semblable à
une auberge où des voyageurs de passage se
succèdent à tout moment du jour et de la nuit ?
Il est, en ce cas, absolument nécessaire que le
propriétaire surveille attentivement le départ des
locataires sortants et l'installation des nouveaux
venus, qu'il ménage à tous l'air et l'espace et
agisse de façon qu'il n'y ait chez lui ni vide, ni
encombrement, ni conflits, ni réclamations. Le
succès ou la ruine de sa maison dépend de sa
vigilance et de ses soins.

Pour appliquer dans une juste mesure ces
principes à l'hôtellerie de notre âme, il importe
de savoir de quelle façon s'accomplissent les

déménagements et les incorporations des infiniment petits qui la reconstituent sans cesse.

C'est ce que nous allons faire en sorte d'indiquer
sommairement et en employant le moins possible
les termes et les formules scientifiques, ne voulant
emprunter à cette analyse si intéressante que ce
qui peut éclairer les gens raisonnables sur leurs
intérêts les plus immédiats.

—

## CHAPITRE II

# LE SANG

« L'homme d'aujourd'hui n'est pas l'homme
de demain et l'homme de demain n'est pas
l'homme de l'année prochaine, » dit quelque part
Fénelon, dans son traité de l'*Existence de Dieu*.
En écrivant ces lignes, ce grand philosophe s'est
montré non moins grand physiologiste.

Car c'est aujourd'hui un fait acquis à la science,
un fait que personne ne doit ignorer, que l'homme,
au point de vue matériel autant et plus qu'au
point de vue intellectuel, se transforme sans cesse
depuis son enfance jusqu'à son extrême vieillesse.

La chair qui forme aujourd'hui nos muscles
sera remplacée demain par une chair nouvelle ;
— les os qui forment aujourd'hui notre charpente
auront bientôt disparu pour faire place à une
charpente nouvelle. C'est un phénomène que
chacun a pu observer par ses cheveux, ses ongles,
sa peau, et qui prouve, ainsi que nous l'avons
déjà dit, la nécessité de provoquer, par l'exercice,

l'élimination des molécules désassimilées et la juste répartition des éléments nouveaux.

La nature ne tient point en réserve des os tout préparés, des muscles fraîchement fabriqués, pour pouvoir remplacer les muscles et les os qui s'usent incessamment. Elle accomplit son travail de renouvellement d'après des lois immuables, avec lesquelles l'homme a sérieusement à compter, certains excès fréquemment répétés pouvant user tout d'un coup trop de matériaux pour que la nature ait le temps de les remplacer.

La chair, avant de devenir chair, a commencé, n'en soyons pas humiliés, par être : herbe, salade, pommes de terre, etc., etc., et avant de devenir tout cela, elle a été bien autre chose.

Il nous faudrait des volumes pour décrire les opérations successives auxquelles ces matières sont soumises avant de se transformer en *sang*, cette chair liquide, cet agent merveilleux qui constitue et reconstitue sans cesse notre être.

—

Le sang est le foyer de la vie animale, le centre suprême de chaleur et de réparation. Dans sa destinée biologique, il peut être considéré comme l'intermédiaire entre les tissus organiques et le monde extérieur. C'est lui qui préside aux différences, soit de race, soit individuelles. Et comment pourrait-il en être autrement, puisqu'il est le germe de l'individu, puisqu'il est l'individu lui-même ?

Le sang est formé de deux éléments distincts : les globules et le plasma. Telle est du moins sa constitution dans les vaisseaux vivants, et c'est à ce point de vue qu'il importe surtout au Gymnasiarque de l'étudier.

Les globules vivent au milieu de la masse liquide ou plasma avec de mutuels échanges. Ils se composent essentiellement d'une cellule organique que l'on appelle proto-plasma. Les globules sont d'un volume infiniment petit, et nous n'exagérons nullement en disant qu'il en faudrait un million pour égaler la dimension d'un grain de sable.

—

Les globules sont de deux sortes : rouges et blancs ; les globules rouges ne sont que des globules blancs transformés. C'est une matière albuminoïde et ferrugineuse, qu'on nomme hématine, qui est chargée d'accomplir cette transformation, et qui préside par conséquent à la coloration du sang. Nous ne suivrons pas les savants dans leurs recherches sur la détermination de la quantité d'hématine contenue dans le sang. Qu'importe pour nous, en effet, que le chiffre soit 0,70 ou 0,67 ? Notre intention n'est pas d'entrer dans ces détails. Ce qui nous intéresse, c'est la formation des globules.

Qu'on ne nous reproche pas d'insister un peu sur cette question. Comment bien connaître le tout si l'on n'a pas d'abord étudié les parties ?

Comment connaître une maison si l'on n'en a vu que la façade et si l'intérieur n'en a pas été parcouru pièce par pièce?

Mais en visiteur pressé et discret, nous laisserons de côté les détails sans importance pour ne voir que ce qui mérite réellement d'être vu.

—

L'importance du globule est très grande ; il est dans le sang ce qu'est la cellule dans l'organisme, c'est-à-dire le foyer des élaborations les plus importantes. Dans l'état physiologique, en dehors de quelques oscillations, la composition du sang demeure à peu près invariable, ce qui tend à prouver qu'il y a égalité entre les recettes qui s'opèrent par la digestion, et les dépenses nécessitées par la nutrition de tous les organes.

Pendant la première partie de la vie embryonnaire, les globules se reproduisent d'eux-mêmes par segmentation ; plus tard il n'en est plus de même. Ils ont alors pour origine les corpuscules des glandes lymphatiques apportées par la lymphe, qui les charrie jusqu'à leur mélange avec la masse sanguine.

—

Les glandes lymphatiques sont abondamment répandues dans le corps humain. La rate est le plus important des organes créateurs des corpuscules lymphatiques. Les savants cherchent depuis longues années à savoir comment procède la rate et quelles forces elle met en jeu? Il serait téméraire, dans l'état actuel de la science, de décider cette question. MM. Beclard, Vulpian et bien d'autres, s'occupent activement de résoudre ce problème. Réussiront-ils? Nous verrons bien.

Tout ce que nous savons, c'est que diverses glandes, la rate, le foie, etc., produisent les globules blancs. Ceux-ci, au contact de l'air, se transforment en globules rouges et deviennent peu à peu les véritables globules sanguins.

Nous savons ce qu'est le sang, cet agent réparateur de tous nos organes; mais savons-nous au juste la quantité qu'en a chacun de nous.

Les uns la disent égale à la huitième partie du volume de notre corps, les autres à la sixième. Laquelle de ces deux opinions faut-il admettre? Aucune, dirions-nous, si nous osions donner notre avis. Il y a tant de différences individuelles que tel homme diffère considérablement de son voisin, et même que tel aujourd'hui diffère sensiblement par rapport de ce qu'il était il y a huit jours.

Comment alors établir une règle générale?

—

Le sang peut éprouver de nombreuses modifications. La masse totale peut diminuer; on a, dans ce cas, l'oligamie. Si le nombre des globules décroit, c'est l'aglobulie; l'augmentation de la partie liquide produit enfin l'hydrémie. Nous aurons à revenir plus tard sur tous ces changements de compositions.

On peut quelquefois aussi constater une modification de la couleur du sang. Il devient d'un rouge clair, et cette teinte se prononce de plus en plus, à mesure que l'oligamie augmente.

Le sang ne peut diminuer sans que la proportion des globules s'abaisse : d'où il résulte qu'il n'y a pas d'oligamie sans aglobulie. La marche de l'oligamie est rapide ; celle de l'aglobulie est beaucoup plus lente. La différence entre le nombre des globules du corps à l'état sain ou malade est très considérable : 60 au lieu de 120, dit M. Andral. Enfin, d'après le même savant, les globules, dans l'état morbide, deviennent plus petits, comme brisés.

———

Nous venons de donner un aperçu rapide, quoique cependant assez complet, de la composition du sang et des modifications qu'il peut subir, mais cela ne suffit pas.

Quand on visite un monument d'une beauté exceptionnelle, on se demande d'abord quels sont les matériaux qui ont servi à sa construction et la façon dont ces matériaux ont été transportés et employés. Nous allons suivre la même marche, car nous ne connaissons pas d'œuvre plus admirable et plus digne de nos méditations que le corps humain.

—

## CHAPITRE III

# LA CIRCULATION DU SANG

Puisque nous sommes déjà fixés sur la composition des éléments qui servent à reconstituer incessamment notre être, tâchons de savoir maintenant comment chacun d'entre eux vient se ranger à sa place respective.

Dans un pays bien gouverné, dont la civilisation est avancée, il existe un système de communications : chemins vicinaux, routes, chemins de fer, canaux, etc., qui permettent le transport facile des objets de la consommation générale. Toutes ces routes, tous ces chemins partent en général d'un point plus important, la capitale de l'Etat. Le gouvernement se trouve donc en communication avec les différentes parties de la contrée par des voies plus ou moins nombreuses.

Pris dans ce sens, le corps de l'homme est l'Etat le plus parfait qu'on puisse imaginer. Il existe de nombreuses routes entre la capitale,

que nous appellerons : cœur, et les différentes
provinces de notre être. Les canaux s'appellent
vaisseaux, les aliments ou marchandises charriées
sont représentés par le sang.

Le cœur est un muscle à peu près de la gros-
seur du poing. Il est séparé intérieurement en
deux parties, partagées chacune en deux cavités,
appelées l'une ventricule et l'autre oreillette. Le
cœur présente donc deux ventricules, l'un droit
ou pulmonaire, l'autre gauche ou aortique, et
deux oreillettes.

C'est cet organe qui constitue le centre de la
circulation. Il projette dans les artères le sang,
qui s'engage ensuite dans les veines et revient
enfin à sa source par un trajet distinct du
premier.

On peut comparer la circulation du sang à un
système de voies ferrées qui partiraient d'un point
commun (Paris, par exemple) par un seul tronc,
puis qui se subdiviseraient en une multitude de
lignes secondaires, reliées à d'autres lignes
secondaires, dépendant à leur tour d'un tronc
plus important aboutissant aussi à la capitale.

—

Que se passe-t-il en effet dans notre corps ? Le
sang, d'un rouge éclatant, est projeté dans l'aorte
par les contractions du ventricule gauche. Il
parcourt rapidement toutes les divisions et subdivisions du système artériel. Là il abandonne tous
ses principes nutritifs et, de rouge qu'il était,

devient noir et de plus en plus noir. Les dernières
subdivisions des artères communiquant avec les
dernières subdivisions des veines, le sang noir
pénètre dans ces petits vaisseaux, de là dans
les veines, dites veines caves, et retourne enfin
dans le cœur par l'oreillette droite.

Que devient, nous demandera-t-on, ce sang
noir impropre à la nutrition? La prévoyante
nature se charge de le régénérer. De l'oreillette
droite, il passe dans le ventricule correspondant
et, de là, pénètre dans les poumons où, au contact
vivifiant de l'air, il reprend sa belle couleur
rouge. Mais il revient bientôt au cœur par les
veines pulmonaires qui le ramènent à l'oreillette
gauche, d'où il passe au ventricule pour alimenter
le corps à nouveau.

—

Une chose a probablement frappé le lecteur
dans cette rapide esquisse, c'est la coloration et
la décoloration du sang, la couleur différente du
sang artériel et du sang veineux.

C'est l'oxygène qui entre, comme on le sait,
dans la composition de l'air, qui possède la
propriété de transformer ainsi le sang noir en
sang rouge.

Il est facile d'en faire l'expérience. Prenez du
sang noir, mettez-le dans un flacon, agitez pendant quelques instants au contact de l'air et vous
le verrez devenir rapidement d'un rouge très
vif.

On comprendra dès lors que, toutes choses
égales d'ailleurs, le sang deviendra d'autant plus
rouge, partant d'autant plus apte à remplir ses
fonctions, que la quantité d'air apportée sera plus
considérable, c'est-à-dire que la respiration sera
plus nette et plus active.

—

## CHAPITRE IV

# LA RESPIRATION

Ceci nous conduit à dire quelques mots sur cette nouvelle fonction : la respiration.

La respiration consiste dans l'absorption et l'expulsion simultanée de gaz venus du dehors et des gaz produits dans l'organisme. Chaque mouvement respiratoire est composé de deux temps : celui par lequel l'air est introduit dans les poumons et celui par lequel il est rejeté au dehors. La respiration emprunte à l'air ambiant 1 gr. 183 d'oxygène par heure et par chaque kilogramme du poids de chaque individu. Elle rejette un volume à peu près égal de gaz acide carbonique. Cette quantité varie, du reste, selon la capacité thoracique, c'est-à-dire selon la surface plus ou moins vaste que le thorax présente aux poumons.

Pour chaque 10 centimètres d'augmentation du périmètre thoracique, le degré de dilatation circulaire des poumons s'accroît de 2 centimètres.

—

Ces faits sont significatifs. La force d'un organe étant proportionnelle à sa vitalité, il est évident que plus les diverses fonctions de notre organisme se trouveront favorisées, plus on aura de mouvement, plus on aura de force et plus aussi de santé.

Il est donc de première nécessité de chercher à agrandir la cage thoracique ; il n'y a pour cela qu'un seul moyen, mais il est infaillible : c'est d'exercer les muscles qui font mouvoir cette partie de notre corps.

On permettra ainsi aux poumons, qui ne demandent pas mieux, de s'étendre, de se dilater et, par conséquent, de recevoir une plus grande quantité d'air. Par suite, on activera la transformation du sang rouge et du sang veineux en sang artériel.

—

L'exercice des membres thoraciques est utile à tout le monde, mais c'est une question de vie ou de mort pour les personnes qui, par profession ou par habitude, se tiennent constamment dans une attitude contraire au libre développement de la poitrine. C'est une question de vie ou de mort, disons-nous, car le rétrécissement thoracique, suite nécessaire, fatale de cette négligence, produit la phthisie, c'est-à-dire le trépas plus ou moins prompt.

Occupons-nous donc sérieusement des fonctions de nos poumons. Une seconde raison, du reste,

aussi impérieuse que la première, suffirait pour
nous convaincre de cette nécessité, c'est que les
poumons doivent avoir une étendue suffisante
pour pouvoir fournir au sang l'air dont il a
besoin. Il faut au sang de l'air en quantité, c'est-
à-dire de l'oxygène et encore de l'oxygène. C'est,
en effet, en se combinant avec le sang que
l'oxygène produit ce qu'on nomme la chaleur
animale.

—

Une cheminée, chacun sait cela, fonctionne
d'autant mieux que la prise d'air est plus forte,
c'est-à-dire; qu'en un temps donné, elle peut
attirer vers son foyer une plus grande quantité
d'oxygène. Il en est de même de notre organisme ;
plus il absorbe l'air, mieux il fonctionne. Plus la
respiration est active, plus la combustion des
matériaux est complète, et plus rapidement se
forment les globules. Or, les globules sont, si
nous pouvons parler ainsi, les œufs, les éléments
primordiaux de notre être, puisqu'ils se transforment en chair, en os, en moelle, en graisse, etc.
— En supprimant leur formation ou en la
ralentissant, on supprime ou en ralentit donc en
même temps le renouvellement de l'être. Et le
renouvellement incessant de l'individu étant la
condition même de son existence, on peut facilement entrevoir les graves conséquences de ce
ralentissement.

—

Qu'arrive-t-il encore si l'oxygène n'est pas absorbé en quantité suffisante? Les globules blancs ne sont pas transformés en globules rouges et le sang noir a toutes les peines du monde à devenir du sang rouge. D'un autre côté, l'acide carbonique, que l'oxygène doit chasser, reste en dissolution dans le sang et devient lui-même, en s'accumulant, un obstacle à la pénétration de l'oxygène.

Résultats : circulation imparfaite, par conséquent nutrition imparfaite, d'où : l'anémie.

—

## CHAPITRE V

# L'ANÉMIE

Qu'est-ce donc que cette maladie à la fois si fréquente et si terrible, qu'on a appelée la *malaria* des grandes villes?

C'est tout simplement une diminution des globules dans la composition du sang.

La moyenne normale des globules est de 127 sur 1,000. L'abaissement de ce nombre à 112 n'est pas incompatible avec l'état de santé, quoiqu'il soit souvent le point de départ de maladies graves ; mais à 80, la maladie se déclare franchement.

Les symptômes essentiels de l'anémie sont la décoloration de la peau et l'affaiblissement général.

Parmi les causes les plus fréquentes de l'anémie, nous citerons l'existence sédentaire, le manque d'activité physique, d'exercice au grand air, les excitations de la vie mondaine.

Puisqu'il est bien entendu que nous n'avons pas la prétention de faire de la science, mais bien de rendre compréhensibles pour les moins instruits de nos lecteurs des principes que nul ne devrait

ignorer, on nous permettra d'avoir recours, une
fois de plus, à ces comparaisons un peu vulgaires
que nous employons souvent, parce qu'elles rendent notre pensée plus saisissante.

—

Tout le monde sait que, pour faire une ome-
lette, il faut non-seulement des œufs, mais encore
du feu.

De même un fumeur ne s'aviserait jamais de
poser son cigare allumé sur la table, dans l'espé-
rance qu'il produirait seul cette fumée qui l'enivre.

Sans doute, dira-t-on, ce sont là des vérités
qu'aurait pu signer M. de la Palisse, et il faudrait
être insensé pour être d'un avis contraire.

Eh bien, ce qui semble si naturel, si évident,
il arrive tous les jours qu'on l'oublie ou le dédai-
gne comme une absurdité, et cela, non pas dans
des cas de peu d'importance, non pas pour des
affaires de cuisine, de plaisir, mais quand il s'agit
de la vie.

En effet, si vous ingérez dans votre estomac
plus d'aliments que n'en demandent vos organes,
ceux-ci refusent de les broyer, de les déchirer, de
les réduire en bouillie, d'en faire du sang enfin.
Vous respirez mal, vous êtes congestionné, som-
nolent, anéanti.

—

Autre comparaison.
Achèterez-vous un habit, si votre garde-robe
est bien garnie? Non. Eh bien! ce que vous faites

par réflexion, vos membres le font en quelque
sorte fatalement, obéissant en cela à des règles
immuables ; car, qu'arrive-t-il si vous transgres-
sez cette loi ? Vos organes, n'éprouvant aucun
besoin, ne cherchent pas à assimiler les aliments
que vous avez absorbés. Ces aliments arrivent
dans vos viscères sans avoir été digérés et en sont
laborieusement expulsés, sans que leur passage
dans votre corps lui ait profité en quoi que ce
soit.

Le mal ne serait pas grand si l'effet des aliments
inutiles était purement négatif. Mais il est une loi
générale qu'il ne faut pas perdre de vue, c'est que,
dans l'économie corporelle aussi bien que dans
l'économie sociale :

*Tout ce qui n'est pas utile est nuisible.*

Cela est palpable. Si vous chargez vos poches
outre mesure elles se rompent. Si vous chauffez
trop une machine à vapeur, elle éclate. Votre
estomac ne se brise pas, il est vrai, mais il peut
devenir le siège d'une inflammation, — vos intestins aussi.

—

Tout le mal ne se borne pas là. L'atonie des
organes a encore d'autres effets. Les meilleures
machines, lorsqu'elles ne fonctionnent pas, se
détériorent et s'usent beaucoup plus rapidement
que celles dont on se sert modérément chaque
jour.

Pensez-vous donc que la machine humaine,

cette machine si merveilleuse et si parfaite, puisse échapper à cette loi?

Vos muscles, n'agissant pas, n'ont pas besoin d'aliments; ne dépensant rien, ils n'ont rien à regagner. Votre respiration, à son tour, devient moins active, car la respiration, nous l'avons dit, est en raison directe de la circulation. Vos poumons s'atrophient, vos viscères s'engorgent, votre santé enfin se trouve gravement compromise.

Voulez-vous des exemples : jetez les yeux autour de vous parmi les personnes mêmes qui vous entourent.

—

Quelle différence n'y a-t-il pas dans la physionomie des femmes du monde selon qu'on les observe au commencement ou à la fin de l'hiver?

A cette dernière époque, les traits fatigués, le visage amoindri, dénotent la souffrance; le teint s'est bistré, la peau a perdu son éclat et sa fraîcheur; à l'incarnat naturel que rien n'imite, encore moins ne remplace, on a substitué je ne sais quelle peinturlurade malsaine dont l'emploi répété aggrave encore le mal qu'il voudrait guérir ou dissimuler. Cette femme qui, à la fin de l'automne, à son retour de la campagne où elle s'est livrée à des exercices salutaires, où elle a respiré l'air pur des bois et calmé ses nerfs par la vue des grands spectacles de la nature, était resplendissante de fraîcheur et de santé, aujourd'hui peut à peine mouvoir ses membres fatigués ; le moindre effort l'irrite, la moindre fatigue l'accable.

Vapeurs de jolie femme ! Manies ! dit-on. Non, répondrons-nous, faiblesses et souffrances, suites naturelles de sa manière de vivre. Il est arrivé à cette femme ce qui devait nécessairement lui arriver. Elle a, suivant une expression vulgaire, mais vraie, plus d'eau que de sang. Une mort lente et certaine serait le résultat infaillible de cette existence toute faite de fièvre et de surexcitations morbides, si la saison d'été ne ramenait périodiquement la campagne et les exercices.

—

Est-ce à dire pour cela que tout danger soit écarté ?

Personne n'admettra que deux mois de vie au grand air, deux mois d'excursions dans les champs ou sur les galets de la Manche, puissent contre-balancer longtemps une vie d'incurie de toute une année. Non, cela ne peut être tout au plus qu'un palliatif.

La Gymnastique raisonnée, c'est-à-dire appliquée à chacun selon son sexe, son âge, son tempérament, sa force, sa condition sociale, ses besoins, est le seul remède à cette funeste maladie qui s'appelle l'anémie.

Funeste, en vérité, cette maladie qui fait plus de victimes que la peste ou le choléra. Funeste et d'autant plus funeste que rien n'annonce d'abord sa présence. Ce n'est que lorsqu'elle a déjà depuis

4.

longtemps pris domicile chez vous, qu'elle commence à être soupçonnée. On s'étonne alors et on s'inquiète de l'accablement qui suit le moindre effort et la marche la moins prolongée. La préoccupation naît des palpitations brusques et violentes que cause la moindre fatigue, la moindre émotion, le moindre bruit inattendu. Plus tard, surviennent les troubles digestifs et tout le cortège des accidents nerveux à formes si multiples.

—

Hommes et femmes, jeunes et vieux, sont également sujets à ce mal, qui devrait répandre la terreur ; mais les femmes surtout y sont exposées. Les unes, pauvres et intéressantes victimes, les autres, soumises à l'inaction parce qu'elles se croiraient déshonorées si leurs mains délicates touchaient à un travail quelconque, ne sortent que vers le soir lorsque le soleil est déjà couché, pour faire une promenade nonchalante à la chaude et malsaine clarté du gaz, et dans l'atmosphère confinée, viciée par la triple combustion des lumières, des poitrines haletantes et des respirations cutanées des innombrables habitants des grandes cités.

—

Nous pourrions dire la même chose de vous, hommes de cabinet, gens de lettres, peintres, négociants, banquiers, avocats, etc. « Être longtemps assis, courbé sur un bureau, a dit un médecin célèbre, souvent la tête en feu et les pieds glacés, se lever, se rasseoir, quitter sa plume, la reprendre, la ronger, tantôt s'épanouir et tantôt contracter brusquement les traits de son visage, s'animer, se calmer, s'arrêter de nouveau automatiquement : telle est, en général, la situation d'un homme qui médite et veut exprimer sa pensée. »

—

Mais, nous répondrez-vous, nous faisons de l'exercice, nous nous promenons le soir, nous jouons au billard ! Croyez-vous donc que cette somme de mouvements soit suffisante pour entretenir votre santé ? Pensez-vous qu'elle puisse suffire pour vous préserver des infirmités prématurées ?

Non, mille fois non.

En agissant ainsi, vous ne remplissez qu'imparfaitement les premiers de vos devoirs : ceux que vous devez à vous-mêmes. Certes, nous ne venons pas vous demander de changer complètement vos habitudes. Nous savons faire la part des exigences de la vie moderne. Ce que nous vous demandons instamment, dans l'intérêt de votre santé et de votre bonheur ici-bas, c'est une heure tous les deux jours, une heure prise sur le temps que vous passez dans l'atmosphère malsaine du cercle, ou du théâtre, ou de l'estaminet, une heure pendant laquelle vous vous livrerez à des exercices réparateurs ; nous demandons moins encore, une demi-heure, une demi-heure trois fois par semaine. Est-ce trop ?

Les effets de ce régime vous surprendront. Votre teint pâle fera place à l'incarnat de la santé. Vos troubles stomacaux cesseront comme par enchantement. La circulation se fera d'une manière active et régulière ; les traits du visage ne seront plus flasques ou boursouflés, mais fermes et accusés, l'œil limpide et bien ouvert ; votre respiration sera plus aisée, plus profonde ; votre poitrine s'élargira, et bientôt, si à l'exercice vous joignez quelques bonnes frictions à l'eau froide et au besoin quelques douches bien appliquées, vous n'aurez plus rien de commun avec le spectre anémique qui se mourait dans vos bureaux.

—

Nous parlons bien entendu des hommes mal portants, et nous ne craignons pas d'affirmer qu'à Paris, dans les professions que nous venons d'indiquer, ces hommes sont en majorité.

Pour ces hommes, nous le répétons, la Gymnastique c'est le salut ; c'est le salut, parce que c'est le mouvement imprimé à tous les membres, à toutes les parties du corps, l'activité communiquée à toutes ses fonctions et par conséquent aux phénomènes divers dont notre sang est le siège : la dépense, la combustion augmentées, les recettes, c'est-à-dire l'assimilation prodigieusement activée.

Avec un exercice méthodique, plus de crainte de malaises ni de maladies. Aucun des hôtes de votre corps n'y résidera sans payer son écot. Les aliments laisseront à vos organes la somme de

matières nutritives dont ceux-ci ont besoin. Ni
plus ni moins.

Plus d'anémie par conséquent; car l'anémie
n'étant que le résultat d'une assimilation imparfaite, l'anémie disparaîtra si vous en supprimez la
cause. Plus de phthisie, plus d'asthme, plus de
catarrhe; car le rétrécissement de la cage thoracique, et par suite le mauvais fonctionnement des
poumons provenant d'une respiration insuffisante,
les maladies de poitrine ne peuvent atteindre ceux
qui respirent librement et suffisamment.

—

Ecoutez ce que disait à ce sujet l'éminent et
regretté docteur Marchal de Calvi :

« Il est une remarque hygiénique que je veux
» consigner ici, parce qu'elle a rapport aux
» perfectionnements de l'espèce et que la consé-
» quence pratique qui en découle peut avoir une
» part notable à ce grand résultat. La vie sociale,
» qui va réduisant de plus en plus l'emploi des
» forces physiques de l'homme, tend aussi à le
» rendre de plus en plus *abdominal*. Un des
» principaux objets de l'hygiéniste doit être de
» combattre cette tendance déplorable et de
» multiplier dans l'espèce le type thoracique ou
» montagnard. C'est à quoi tendent merveilleu-
» sement tous les exercices qui ont pour but
» d'agrandir le champ de la respiration. Il résulte
» de cet agrandissement et du maximum d'héma-
» tose qui en est la suite nécessaire, une activité,

» une énergie nouvelle de toutes les fonctions.
» Plus de respiration, plus de charbon brûlé,
» plus de chaleur, plus de transpiration, plus
» d'activité dans la décomposition ; moins de
» vieux matériaux dans l'économie, plus de
» jeunesse et plus de force partout. Les habitants
» des villes en général, les femmes surtout, j'en-
» tends dire : *les femmes du monde*, ne respi-
» rent pas et ne transpirent pas assez. Aussi, que
» de maladies de la peau, que de douleurs névral-
» giques, musculaires, articulaires, sont le
» partage de ces personnes tristement privilégiées,
» qui vivent dans l'oubli le plus impérieux de
» leur être physique, imprégnées sous une couche
» de fard, des matériaux vicieux auxquels leur
» nonchalance ferme toute issue ! »

—

## CHAPITRE VI

# L'HYDROTHÉRAPIE

Les pratiques de l'hydrothérapie sont aujourd'hui tellement entrées dans nos mœurs, elles sont si universellement recommandées et employées surtout avec tant de succès contre l'anémie, que nous croyons, dans l'intérêt et pour l'instruction des personnes qui nous lisent, devoir indiquer sommairement les différents modes d'emploi des douches, les conditions dans lesquelles elles doivent être prises, les précautions à observer pour éviter tout accident, et enfin les connaissances nécessaires pour pouvoir guider soi-même le doucheur ou la doucheuse qui n'aurait pas toute l'expérience et toute l'habileté voulues.

—

Et d'abord qu'est-ce que la *Douche* ?

De l'eau à un certain degré de froid, projetée soit perpendiculairement, soit horizontalement, soit ascensionnellement sur le corps. C'est une série d'affusions vigoureuses, presque violentes, arrosant, immergeant, aspergeant l'épiderme en tous sens. C'est donc le sang mis dans un état de circulation momentanément anormal, refoulé d'abord de la surface au centre, et renvoyé ensuite avec une impétuosité nouvelle vers la périphérie du corps ; ce sont les nerfs ébranlés, électrisés, réveillés de leur torpeur par le choc du jet et la sensation du froid ; ce sont les pores de la surface cutanée se contractant et s'épanouissant, respirant à larges bouffées, se débarrassant de tout ce qu'ils renferment d'insalubre, s'appropriant à flots, on peut le dire ici, toute une vitalité nouvelle. C'est, en un mot, toute l'économie excitée à réaliser un effort qui élève sa puissance et à ramener vigoureusement aux lois de la vie normale les actes assimilateurs, secréteurs et excréteurs.

Voilà ce que c'est que la douche !...

———

Pour que la douche produise l'effet désiré, il faut qu'elle soit à la fois une action et une réaction.

Nous nous expliquons.

Celui qui la prend doit, autant que possible, être en état de transpiration, non pas la transpiration artificielle du bain de vapeur ou celle déterminée par quelque autre calorique extérieur, mais bien cette excellente sueur qu'amène à la surface de la peau l'effort progressif d'un exercice sagement compris et ordonné.

L'escrime, la boxe, l'équitation, ou tel autre travail corporel que ce soit, tout cela est bon ;

mais ce qui nous paraît préférable à tout, c'est la Gymnastique même ; car, avec elle, tous les organes sont soumis à un égal degré d'excitation, tous les tissus sont épanouis et prêts à recevoir l'impression saisissante d'un contraire : le froid opposé au chaud.

Il faut que la sensation soit terrifiante pour qu'elle exerce des conséquences satisfaisantes (1) ; il faut que tout le clavier du mécanisme humain donne signe de vie en un tressaillement suprème. Ceci fait, le rôle de l'action cesse et celui de la réaction commence.

Avoir subitement reçu sur le corps une grande quantité d'eau froide pendant une minute ou deux, c'est évidemment, dès que la surprise a disparu, s'exposer au refroidissement.

Aussitôt se présente la friction sèche, qu'il ne faut pas confondre avec la friction par le gant ou la serviette imbibée d'eau froide.

—

La friction sèche, qu'on le sache bien, ne doit point être simplement l'acte de dessiccation de l'épiderme mouillé ; elle doit, avant et par-dessus tout, être un réactif immédiat et brutal comme

---

(1) Il est donc essentiel d'employer de l'eau vraiment froide, de préférence de l'eau de source ou de puits dont la température ne descende pas au-dessous de 7 degrés et ne s'élève pas au-dessus de 12. La bonne moyenne est 9 à 10 degrés.

l'actif même dont elle vient tempérer l'énergie excessive.

Donc, il ne faut point, par douilletterie, se soustraire aux coups secs et rapides dont le garçon de service doit frapper le dos du *douché*.

Il ne faut point, avare de ses minutes, se dérober au frottement long et âpre qui doit rendre au corps sa chaleur, et sa circulation normale au sang. Il faut au contraire stimuler le doucheur ou la doucheuse lorsqu'ils manquent de conviction... et d'énergie.

Il ne faut point, sous le prétexte pusillanime d'un chatouillement désagréable, retirer son pied des mains du garçon et des aspérités du linge.

Les extrémités inférieures doivent rapidement au contraire être réchauffées; exigez même que celui qui vous frictionne vous fouette un peu la plante des pieds. L'essentiel est de ramener la chaleur à la peau et d'exciter la circulation, surtout vers les parties inférieures.

—

Après la friction, aidez rapidement le travail de la nature, soit en vous livrant à quelques mouvements énergiques, soit en faisant une promenade de vingt à trente minutes; mais, à aucun prix, ne montez en voiture pour rentrer chez vous.

Pendant la douche, ne soyez point immobile. Servez-vous de vos mains pour flageller le reste du corps, frottez-vous les bras et les jambes, surtout la poitrine. Sautez, gambadez, vous n'en ferez que mieux.

Quand vous vous présentez devant la *pluie*, c'est généralement par elle qu'on commence, ne vous placez pas progressivement sous ses rayons, mais tout d'une pièce. Le *crescendo* du saisissement est un raffinement désagréable; armez-vous donc de courage, et la *lance* à forte pression viendra ensuite vous consoler et assurer votre réaction.

—

La douche est un reconstituant merveilleux, un modificateur sans pareil; mais, ainsi que de toute bonne chose, il n'en faut user qu'avec discernement et modération. Le traitement hydrothérapique doit varier selon les tempéraments. On ne saurait mieux faire, avant de l'entreprendre, que de consulter son médecin habituel et de lui demander une ordonnance, absolument comme celle qu'il donnerait pour le pharmacien. A l'expérience et à l'intelligence du doucheur à faire le reste.

Dans les cas de congestion sanguine, d'inflammation ou de lésions organiques, ce brusque afflux de sang à l'intérieur peut n'être pas sans danger; il est donc prudent de ne rien tenter sans avoir pris l'avis du docteur.

—

La douche en pluie verticale ne convient pas aux personnes sujettes aux maux de tête, aux

migraines, aux étourdissements, aux hallucina-
tions, aux vertiges. La gerbe liquide tombant
perpendiculairement sur le crâne avec la pression
que comporte une bonne installation hydrothérapique pourrait augmenter leur mal. On devra
leur donner de préférence la douche en pluie
horizontale et le cercle, et finir par le jet percu-
tant sur les extrémités inférieures.

Les gens nerveux sont quelquefois vivement
surexcités par la douche ; en ce cas on emploiera
avec avantage l'enveloppement dans un drap
mouillé, ou la douche en lance à très faible pression brisée par la palette ou par l'index du doucheur et prolongée pendant deux à trois minutes;
la température de l'eau devra être portée à 15 ou
16 degrés.

Appliquée de cette façon, l'eau froide, par la
sédation et la tonicité qu'elle exerce sur l'organisme, dissipe promptement les névroses et
triomphe non moins promptement de la chorée
et de l'hystérie.

Dans la paralysie essentielle ou progressive,
dans l'ataxie locomotrice, la paraplégie, le trem-
blement ou paralysie agitante, dans les affections
spasmodiques, dans toute maladie enfin indiquant
une compression ou un ramollissement des cen-
tres nerveux, la douche en pluie verticale appliquée simultanément avec le jet brisé produira le
meilleur effet. La douche en pluie doit naturellement envelopper tout le corps : le jet, brisé par

le doigt du doucheur, doit parcourir toute la
longueur des gouttières vertébrales depuis le
cervelet jusqu'au coccyx, et à la fin de l'opération,
être donné, en plein, sur les jambes et la plante
des pieds. La durée de l'opération ne doit pas
excéder une minute.

—

Si l'action tonico-sédative du froid est prouvée
par des observations nombreuses, qu'on ne saurait
mettre en doute, son action tonico-résolutive ne
l'est pas moins.

L'eau froide projetée avec force sur le corps
excite les vaisseaux à résorber les liquides qui les
congestionnent ; elle produit des effets surpre-
nants dans les engorgements lymphatiques, mais
à la condition expresse que la réaction soit promptement assurée et augmentée à l'aide de frictions
énergiques et d'une promenade au pas accéléré,
de 15 à 20 minutes au moins.

Dans l'anémie ou appauvrissement du sang,
dans le rhumatisme nerveux, la sciatique, les
maladies chroniques de l'estomac ou des intestins, le catarrhe chronique des bronches ou de
la vessie, dans le diabète, la gravelle, l'expérience
nous a prouvé que la pluie (durée 20 à 30 secondes) suivie de la douche en jet à forte pression
sur les muscles dorsaux, les reins et les jambes
(durée 15 à 20 secondes), est ce qui donne le
meilleur résultat.

—

Pour que la douche produise tout l'effet qu'on en peut espérer, il faut autant que possible, nous l'avons dit, que le corps soit en transpiration ou tout au moins en moiteur. On fera cependant bien, lorsque la course ou les exercices Gymnastiques auront été très violents, d'observer un intervalle de 3 à 4 minutes entre les derniers exercices et la douche, afin de laisser aux mouvements du cœur le temps de reprendre une allure calme et régulière.

Les personnes sujettes aux congestions du foie et à la constipation devront user de la Gymnastique avec modération et, après la douche en pluie générale, demander au doucheur qu'il leur administre pendant une demi-minute environ le jet en pluie horizontale sur la région du foie et le bas ventre.

Contre la spermathorrée, la douche ascendante avec une pression très modérée (l'eau venant baigner le périnée sans l'exciter) sera employée avec succès (durée de la douche 1 à 3 minutes).

Dans l'atonie de la vessie ou des organes génésiaques, ou augmentera la pression de la douche ascendante, dont la durée devra être très courte.

—

La douche, on vient de le voir, selon qu'elle est bien ou mal appliquée, peut faire beaucoup de bien ou beaucoup de mal : c'est une arme à deux tranchants ; quant à la friction avec le linge mouillé ou avec une éponge imbibée d'eau froide, elle est d'une parfaite innocuité et convient à tous ; les personnes d'une constitution lymphatique s'en trouveront surtout à merveille.

En augmentant la cohésion des tissus, sans produire une réaction bien intense, cette simple lotion, suivie d'une friction sèche et pratiquée chaque matin au sortir du lit, fortifie considérablement ; et toutes les mères soucieuses de la santé de leurs enfants devraient, depuis le jour de leur naissance, les soumettre quotidiennement à cette opération hygiénique.

—

Les personnes qui commencent le traitement hydrothérapique ne doivent pas s'effrayer si, pendant les premiers jours, elles éprouvent une certaine surexcitation, voire même un peu d'insomnie. Le plus souvent aussi elles auront des courbatures.

Ce phénomène a-t-il vraiment besoin d'être expliqué ?

Il est évident que des membres et des nerfs habitués à une apathie atrophiante demeurent singulièrement surpris devant ce diable qui vient les secouer dans leur inaction et leur ordonner de vivre. Jusqu'alors, les malheureux n'avaient que végété.

Dans la Gymnastique, la fibre musculaire est tour à tour dilatée et contractée en tous sens, la fibre tendineuse allongée et distendue violem-

ment. Dans la douche, tous les fluides sont, avec
la rapidité de l'éclair, refoulés vers le centre pour
revenir aussitôt, avec une véritable impétuosité, à
la périphérie.

Le système nerveux serait ébranlé à moins !

—

## CHAPITRE VII

# LES OS

Nous avons dit que les aliments digérés se convertissent peu à peu en sang ; nous savons aussi ce qu'il faut faire pour conserver à ce fluide toutes ses qualités. Si nous insistons encore sur cette question du sang, c'est qu'il n'y a pas dans tout le corps un seul coin, un seul recoin où ne pénètre et n'agisse ce liquide réparateur. Les parties mêmes de notre être qui nous paraissent les plus indépendantes sont constamment entretenues et renouvelées par le sang, ainsi que nos lecteurs vont le voir dans ce que nous allons dire sur les *os*.

L'os se compose de deux parties : la substance osseuse et la substance cartilagineuse.

Cela peut sembler extraordinaire à première vue qu'une matière si dure contienne une partie cartilagineuse, c'est-à-dire une partie souple, flexible, élastique. Il est cependant facile de se rendre compte de ce phénomène au moyen de l'expérience suivante :

5.

(Il faut que l'on sache d'abord que l'acide chlorhydrique dissout la substance osseuse et n'attaque pas le cartilage.) Mettez un os dans un bol rempli de cet acide, vous aurez au bout de quelques instants un tissu spongieux qui sera le tissu cartilagineux.

Ce que vous pouvez ainsi expérimenter sur un os mort, vous pouvez l'examiner tous les jours sur un individu vivant. Dans le jeune âge, en effet, tout ce qui est destiné à former plus tard les os est encore gélatineux. Vous n'avez qu'à mettre le doigt sur le sommet de la tête d'un petit enfant, vous le sentirez céder sous la pression que vous exercez ; c'est que les os du crâne ne sont pas encore complètement formés et qu'ils sont réunis seulement par ce que la science appelle : des *fontanelles*.

Le tissu cartilagineux, s'il est très élastique, n'est pas des plus solides ; mais il convient parfaitement à l'enfant dont les mouvements naturels et spontanés empruntent fort peu à la force de résistance. De même qu'une balle lancée à terre peut rebondir sans éprouver de lésion, de même l'enfant n'a pas grand'chose à craindre d'une chute ; mais de même aussi qu'une traction vigoureuse exercée sur la balle peut la désagréger, un violent effort extérieur peut être mortel à l'enfant.

—

En butte à toutes les influences, à tous les

chocs, à toutes les surprises matérielles, obligé
de réaliser sans cesse de grands efforts physiques,
l'homme a besoin d'une ossature vigoureuse sur
laquelle puissent s'appuyer et agir sans danger
les muscles, ces puissants leviers. Les cavités
osseuses offrant un refuge protecteur aux organes
les plus essentiels, ceux-ci fonctionnent avec d'autant plus de liberté et de sécurité que les os sont
plus larges, les cavités plus profondes. La nature
devra donc venir en aide à notre faiblesse pour
développer et solidifier ce qui est encore si peu
résistant. Elle parvient à ce résultat ; devinez
avec quoi ? encore avec les globules, encore avec
le sang. Nous avions raison, on le voit, d'insister
sur les phénomènes qui président à la formation
de cette liqueur précieuse.

—

Et maintenant, il faut que nous réparions un
oubli. Nous vous avons expliqué la composition
du sang, mais nous avons omis de vous dire qu'il
contient encore de nombreux sels, du phosphate, du carbonate de chaux, etc.

Savez-vous à quoi servent ces sels ? A produire
votre tissu osseux. Le sang, en effet, pénètre dans
les os ; ceux-ci, comme du reste tous les organes
vivants, ont la propriété de saisir au passage et de
s'assimiler les éléments nécessaires à leur entre-
tien. Ils s'emparent donc de ces sels, surtout du
carbonate, et bientôt, dans le tissu cartilagineux,
apparaissent un, puis deux, puis enfin d'innom-

brables petits points noirs, dits points d'ossification. Ces points s'étendent et bientôt envahissent tout le tissu cartilagineux.

Si vous désirez vous en convaincre, prenez un os et jetez-le dans le feu : la gélatine brûlera, la substance calcaire se conservera intacte.

—

C'est entre vingt et vingt-cinq ans que la solidification est terminée ; c'est là aussi le terme de la croissance.

Les matières principales qui concourent à la formation des os sont le phosphate de chaux et la gélatine ; celle-ci prédomine dans l'enfance. Le contraire a lieu dans l'âge mûr. C'est pour cela que les os résistent bien à une chute chez les sujets jeunes et se fracturent si facilement chez l'homme fait.

Il ne faut pas croire que les os, une fois formés, subsistent indéfiniment. Pas plus que les autres parties de notre corps, les os ne sont immuables; ils changent et se renouvellent incessamment. Une expérience bien curieuse a été faite qui nous en fournit la preuve :

On a nourri avec de la garance des porcs qu'on a tués après plusieurs semaines de ce régime ; leurs os avaient pris la couleur de la garance. Si l'on ne persévère que quelques jours, les os ne sont rouges qu'extérieurement ; bien plus, si on alterne l'alimentation de la garance avec d'autres aliments, la coloration de l'os alterne de même.

Les os participent donc à la vie générale. On peut par conséquent activer ou ralentir leur vie.

—

L'exercice, là encore, intervient utilement. En activant la circulation générale du sang, il favorise par cela même le renouvellement continuel du système osseux ; il donne, en un mot, au squelette, toute la force, toute la résistance désirables. Et chacun sait que lorsque les murs de fondation sont solides, l'édifice se maintient longtemps.

Ce que nous venons de dire montre aussi à quelle époque de la vie il faut surtout s'occuper de la consolidation du squelette. Le jeune âge, même l'âge adulte jusqu'à vingt-cinq ans environ, sont les plus favorables à ce travail; c'est à ce moment en effet que la vie est la plus active ; c'est en un mot l'âge d'or pour les os. Plus tard, ce qu'on fera dans ce but ne sera jamais qu'un palliatif.

—

## CHAPITRE VIII

## LES ARTICULATIONS

On comprend maintenant l'influence si importante que l'exercice peut avoir sur le développement du squelette. Ce n'est pas seulement lorsqu'il
s'agit de l'ensemble de la partie osseuse, mais
encore quand on considère chaque pièce en parti-
culier, qu'apparaît la nécessité du mouvement.
Vous êtes-vous déjà demandé pourquoi, dans les
gares de chemin de fer, il existe un service spécial pour ce qu'on appelle le *graissage* ? A chaque station, on voit des hommes accourir, un pot
de graisse à la main, pour remplir certains petits
récipients placés de distance en distance sur toute
la longueur du train. Cette graisse est indispensable pour humecter les différentes articulations
de la locomotive et des wagons, qui, sans cela, ne
joueraient pas. Le corps humain de même a ses
articulations. Si on ne les huile pas, elles deviennent bientôt incapables de fonctionner.

—

Chacun de vous a pu remarquer qu'après un

long silence la bouche devient sèche, qu'après un
long repos, une maladie par exemple, les jambes
refusent de marcher, etc. C'est que ces organes
manquent d'huile. Graissez-les, et vous les verrez
bientôt reprendre leur souplesse primitive.

— Les graisser ! c'est parbleu bien facile à dire,
ne manqueront pas de s'écrier bon nombre de
nos lecteurs, mais comment introduire cette
graisse ? Faut-il procéder comme les hommes
d'équipe pour la locomotive ?

— Non, messieurs, non, la nature a pourvu au
jeu des divers organes ; il existe dans le corps des
boîtes, de petites poches, des petites glandes où
se fabrique la graisse : ce sont les synoviales ; et
comme dans toute fabrique la production est en
raison directe du travail, plus vous mettrez vos
articulations en mouvement, c'est-à-dire plus
vous vous servirez des os compris entre ces syno-
vies, plus vous produirez d'humeur synoviale.

—

Les articulations que l'on n'exerce point, au
bout de quelque temps, se dessèchent, ou plutôt,
le liquide qui les lubrifiait s'épaissit et des désor-
dres graves en résultent. Les deux cartilages
s'enflamment lentement, se gonflent, se réunissent et de mobiles deviennent immobiles : c'est
ce qu'on nomme *ankylose*.

C'est une affection très fréquente, surtout après
les longues maladies où l'immobilité d'un membre a été exigée. Pour parer à cela, les médecins

ordonnent, quand ils le peuvent sans inconvénient,
des mouvements plus ou moins prolongés qui
paraissent souvent inutiles au malade. Mais qu'il
ne manque pas de les exécuter, quelque difficul-
tueux qu'ils soient, s'il veut échapper à l'ankylose.

—

Les exercices des articulations doivent être
variés selon la disposition de chacune d'elles, et,
pour qu'ils soient utiles et sans danger, il faut les
diriger dans le sens qui leur est propre. Les articulations du cou, par exemple, s'accommode-
raient fort mal du mouvement que réclament
celles de la jambe.

Il est enfin nuisible d'exercer avec excès les
articulations de tel membre, en négligeant toutes
les autres ; car, là où l'harmonie est détruite, la
maladie commence, et l'abus de certains mouvements, comme celui du vélocipède, par exemple, peut produire des inflammations graves.

L'homme étant assis en quelque sorte sur la
pointe du coccyx, le mouvement de trépidation
du vélocipède se répercute sur toute la longueur
de la moelle épinière, c'est-à-dire sur le système
nerveux tout entier. D'autre part, la nature
n'ayant pas prévu une flexion rotative du genou
répétée 100,000 fois peut être en quelques heures,
ses capsules synoviales ne secrètent plus la quantité de liquide suffisante pour une telle dépense ;
de là plus tard l'hydarthrose.

La Gymnastique, non pas la Gymnastique acrobatique qui est détestable, mais la Gymnastique rationnelle, basée sur les besoins et les possibilités *moyennes* de notre organisme, peut seule, à notre avis, coordonner et doser les mouvements de façon à ce qu'ils soient le plus avantageux à l'économie entière ; seule aussi elle indique les règles nécessaires au libre fonctionnement de toutes les parties du corps.

—

## CHAPITRE IX

# LES MEMBRES

Dans les membres, les os jouent un rôle des plus importants. Ils sont comme le noyau autour duquel viennent se grouper muscles et nerfs qui, sans eux, ne pourraient se soutenir.

Les os des membres supérieurs ressemblent beaucoup aux os des membres inférieurs. Chez certaines personnes déshéritées, cette ressemblance est poussée tellement loin que vous distingueriez difficilement les pieds des mains. L'histoire du sauvage du Var est trop connue pour que nous la répétions ici, et on a vu de nombreux exemples d'enfants marchant avec les mains aussi facilement qu'avec les pieds, et tellement habitués à cette manière de se mouvoir qu'on eut toutes les peines à les en déshabituer.

Ce que nous dirons donc des bras et des mains s'appliquera également aux membres de la partie inférieure.

Parlons d'abord du bras.

—

Les bras peuvent, à tous les points de vue, être appelés membres supérieurs, car il est d'observation générale, ainsi que toutes les mères ont pu le remarquer, que les jambes des enfants sont encore incapables de les porter, alors que leurs bras sont déjà très forts, comparativement bien entendu. Voilà l'effet; quant à la cause, elle est dans ce que le pied, ou plutôt les os du pied, chez l'enfant, sont encore à l'état cartilagineux quand ceux de la main sont complètement formés.

—

Le bras est attaché à l'épaule ou, ce qui est plus exact, aux os qui forment ce qu'on appelle épaule : l'omoplate et la clavicule. Cette partie du squelette ayant de nombreux mouvements à exécuter, la nature doit l'avoir disposée en conséquence. En effet, l'omoplate présente une cavité destinée à recevoir l'os du bras ; et, comme elle accompagne ce dernier dans tous ses mouvements, elle doit être fixée solidement, il est vrai, mais aussi de façon à ne les gêner en rien.

Aussi cet os, au lieu d'être attaché à la colonne vertébrale par une capsule fibreuse, y est lié par des muscles; mais, de peur sans doute que cela ne suffise pas, la nature a créé la clavicule.

La clavicule s'articule d'un côté avec le sternum, cet os plat qui se trouve au milieu de la poitrine, de l'autre avec l'omoplate; elle est simplement destinée à maintenir l'omoplate et à garantir la poitrine des chocs trop violents que cet os pourrait lui imprimer.

—

Je veux m'arrêter ici pour donner un conseil qui sera bien accueilli, je l'espère, surtout des dames.

Entre l'omoplate et la clavicule se trouve une petite surface remplie seulement par les muscles. Quand ceux-ci viennent à manquer, il se forme là un creux très disgracieux appelé *salière*, un nom bien caractéristique !

Eh bien! ce creux, il serait facile de le combler rien qu'avec un peu d'exercice, précisément de ces parties. Au bout de quelque temps, l'affreuse salière aurait complètement disparu.

—

Revenons à la clavicule, car cet os est très important. Il a, en effet, encore une autre fonction : c'est de tenir le bras écarté du corps et de lui servir d'appui, quand on fait le mouvement de se croiser les bras.

La clavicule est plus longue chez la femme que chez l'homme. Il en résulte que la femme peut mieux croiser les bras que l'homme (faculté dont elle use, du reste, assez largement) ; mais aussi chez l'homme, les mouvements sont à la fois plus lestes et plus énergiques.

Le bras, qui exécute les mouvements, n'est pas formé d'une seule pièce, comme on peut s'en convaincre par la simple inspection de ce membre.

De l'épaule au coude, du coude au poignet, du poignet aux doigts, il y a bien trois parties ; elles s'appellent, en langage scientifique comme en langage vulgaire, le bras, l'avant-bras et la main.

—

Le bras est formé par un seul os : l'humérus, rond vers l'épaule, plus large en bas. La partie supérieure ou tête de l'humérus est reçue dans une cavité creusée dans l'omoplate, qui du reste ne la serre qu'imparfaitement, pour lui laisser le plus de liberté possible. Les mouvements sont encore facilités par cette circonstance que la capsule qui entoure la tête de cet os est très large, tellement large que le bras et l'épaule peuvent être tirés en sens contraire, jusqu'à une certaine limite bien entendu, sans se rompre. La tête de l'humérus est alors entièrement libre et n'est plus soutenue que par les muscles, soutiens fermes il est vrai, mais qui ne sauraient résister à un choc, à une chute violente. La déviation connue sous le nom d'épaule démise, luxation de l'épaule, n'est que la conséquence d'un accident de ce genre.

L'humérus est très solidement attaché à son articulation du coude ; là ce n'est plus la tête, mais une poulie qui le réunit aux deux os de l'avant-bras : le radius et le cubitus. Grâce à cette disposition, l'avant-bras joue facilement sur le bras, ainsi que nous en faisons chaque jour l'expérience.

L'avant-bras cependant ne peut prendre toute espèce de positions ; une limite lui est assignée par l'olécrâne : c'est le nom qu'on donne à la partie supérieure du cubitus. .

Mais qu'est-ce donc que le cubitus, dont le nom s'est déjà présenté plusieurs fois sous notre plume ?

C'est un des os, car il y en a deux, qui forment l'avant-bras. Avec le radius, il constitue cette partie de notre être si mobile et si nécessaire. Les deux os lui donnent de la résistance et permettent à la main de se mouvoir facilement dans tous les sens. Le poignet est en effet fixé solidement au radius de façon que, quand nous tournons la main, c'est lui qui fonctionne, tandis que c'est le cubitus qui agit quand nous ployons ce membre.

—

La main, cet organe de préhension admirable, destiné à saisir les objets et à se mouler sur eux en les enlaçant, la main est divisée aussi en trois parties : le carpe, le métacarpe et les doigts.

Le *carpe*, vulgairement *poignet*, se joint immédiatement à l'avant-bras.

Il est composé de huit os, très irréguliers et en forme de voûte, taillés de manière à pouvoir glisser les uns sur les autres.

Le *métacarpe* vient ensuite former la paume et le dos de la main. Il est composé de cinq os longs et inégaux.

Les doigts sont eux-mêmes formés de trois os, à l'exception du pouce, qui n'en a que deux. Le premier de ces os est appelé *phalange*, le deuxième *phalangine,* et le troisième, qui supporte l'ongle , *phalangette.*

« Qu'on suppute, dit Buffon, la superficie de la main et des cinq doigts, on la trouvera plus grande, à proportion, que celle de toute autre partie du corps, parce qu'il n'y en a aucune qui soit autant divisée. Ainsi, elle a d'abord l'avantage de pouvoir présenter aux corps étrangers plus de superficie, ensuite ses doigts peuvent s'étendre, se raccourcir, se plier, se séparer, se joindre et s'ajuster à toutes sortes de surfaces, autre avantage qui suffirait pour rendre cette partie l'organe de ce sentiment exact et précis, qui est nécessaire pour nous donner une idée de la forme des corps. »

Les membres de la partie inférieure étant conformés à peu près de la même manière que les membres supérieurs, nous croyons inutile d'entrer dans de plus longs détails ; nous dirons seulement que la hanche correspond à l'épaule, la cuisse au bras, la jambe à l'avant-bras, le pied à la main, et que les muscles prennent presque toujours des noms qui rappellent ceux des os sur lesquels ils viennent s'insérer.

—

Ces différentes parties locomotrices du squelette étant connues, examinons en quoi l'exercice peut lui être utile.

En dehors des difformités ou des déviations de l'épine dorsale, les os n'ont-ils pas besoin d'exer-

cice ? Les hommes d'ailleurs bien conformés pour-
raient-ils se dispenser de faire de la Gymnastique,
en ne l'envisageant qu'au point de vue des besoins
du squelette ?

Non. — Comme tous les organes, les os, nous
l'avons dit, se nourrissent et se renouvellent
incessamment. Donc, plus la nourriture est abon-
dante et le renouvellement fréquent, plus vigoureuses et plus saines sont les parties constitutives
du squelette. L'exercice donc ne pourra manquer
d'exercer une influence des plus favorables au
développement et à la solidité des os.

Un autre avantage, c'est que les diverses parties,
constamment tenues en haleine, fonctionneront
beaucoup mieux ; car de même qu'une porte qui
roule rarement sur ses gonds s'ouvre et se ferme
difficilement, de même les os dont on se sert
rarement faiblissent, s'atrophient, végètent ou
meurent.

—

## CHAPITRE X

# LES MUSCLES

Les muscles, le lecteur l'a déjà remarqué, ont une très grande importance ; leur fonction principale est de faire les ouvrages qui demandent de la force.

Si l'on compare le corps humain à un peuple, on peut dire que les muscles sont les ouvriers, les travailleurs, et que les os sont les instruments divers au moyen desquels ces ouvriers accomplissent leurs fonctions. Les muscles sont donc destinés à faire mouvoir, d'où le nom qu'on a donné à l'ensemble de leur système : l'appareil locomoteur.

Mais les os, me direz-vous, servent bien au mouvement, ils sont donc aussi un appareil locomoteur ? Cela est vrai ; mais les os n'agissent que sous l'impulsion des muscles, c'est-à-dire passivement ; ils sont donc l'appareil locomoteur *passif*, tandis que les muscles forment l'appareil locomoteur *actif*.

—

Comment est constitué un muscle ?

Vous avez déjà vu un petit écheveau de fil ?

Supposez un écheveau formé d'un fil qui va toujours se subdivisant et diminuant d'épaisseur, jusqu'à ce qu'il arrive à une telle finesse que les cheveux de la plus blonde et de la plus idéale fille d'Ève soient, en comparaison, des cordes grossières, et vous aurez l'image d'un muscle.

Les fibres qui le composent peuvent se raccourcir ou s'allonger sous l'influence de la volonté. Sur un ordre du cerveau transmis à la moelle épinière, le muscle se contracte, l'organe correspondant suit les mouvements qu'il lui imprime, et c'est ainsi que peuvent s'exécuter les fonctions du système locomoteur.

—

La nature prévoyante a donné à chaque muscle des fonctions spéciales, précises et limitées ; le travail musculaire est, en un mot, classé et réparti dans le corps de tout être vivant, comme le travail industriel dans ces admirables machines que nous avons vu fonctionner à l'Exposition de 1867 et qui, recevant une peau de castor brute, vous rendent en quelques instants un chapeau des plus élégants.

Parmi les muscles, les uns sont chargés d'amener, les autres font le mouvement contraire : ce sont les muscles extenseurs et les muscles fléchisseurs. Le nombre des muscles est aussi considérable que leurs fonctions sont variées ; nous avons en effet les muscles élévateurs, les abaisseurs, les abducteurs, les adducteurs, les rotateurs, qui élèvent les membres, les abaissent, les tirent au dehors, au dedans, et leur font exécuter des mouvements de rotation.

En se contractant, tout le monde l'a remarqué, les muscles se durcissent. Touchez votre bras au repos ; aussi vigoureux que vous soyez, vous le trouverez sinon flasque et mou, tout au moins souple et peu résistant ; contractez-le, les fibres disséminées se pelotonnent en un seul groupe épais, dense, solide, et le biceps se détache saillant et ferme comme une boule d'acier.

Une question se présente alors à votre esprit. Comment, après chaque contraction, les fibres de ce muscle, de même que les fils d'un écheveau, ne se relâchent-ils pas, et par conséquent n'éprouvent-ils pas de la difficulté à revenir sur eux-mêmes.

La nature a tout prévu. C'est une toile, une espèce de toile rigide, appelée aponévrose, qui est chargée de ce soin. Elle enveloppe les fibres du muscle, le muscle lui-même, et en même temps qu'elle est un organe de solidité, elle sert à établir la communication des muscles avec les os, et, le mouvement accompli, à ramener les premiers à leur position normale.

Les aponévroses, s'étalant et s'implantant solidement dans les divers os qui se correspondent,

6.

sont donc d'un grand secours pour le mouvement.

—

Nous n'avons parlé jusqu'ici que des muscles qui se contractent sous l'influence de la volonté ou des muscles de la vie animale.

Mais il y en a encore d'autres sur lesquels la volonté n'a pas d'action, ou plutôt n'a pas d'action directe : ce sont les muscles de la vie organique. La volonté ne peut les atteindre directement, mais elle y arrive cependant, en agissant sur d'autres muscles qui, à leur tour, agissent sur les premiers.

Ajoutons à cela, qu'indépendamment de la contractilité, propriété active, le muscle possède une propriété passive importante : l'élasticité. C'est grâce à cette élasticité que le muscle doit en grande partie l'aisance avec laquelle son tissu passe, de l'état de travail, à l'état de repos.

Les muscles, s'ils sont identiques de composition, n'ont pas tous ni la même direction, ni la même longueur. Leur direction est en effet tantôt rectiligne, tantôt curviligne. Ils sont, tantôt plus longs que larges, comme ceux des membres, tantôt plus larges que longs, comme ceux de la poitrine et de l'abdomen, tantôt enfin courts, comme ceux de la plante du pied.

—

La description de tous ces organes nous entraînerait trop loin ; disons brièvement ce qu'ils sont et de quelle matière ils sont formés.

Les muscles sont constitués par des faisceaux d'une substance analogue au protoplasma des globules sanguins, *la myosine*, substance à laquelle les travaux les plus récents des biologistes ont assigné une place voisine des éléments liquides du sang.

On ne sait pas encore comment s'opère le travail qui transforme les aliments en sang, et le sang en chacune des diverses espèces d'aliments anatomiques ; ce qu'on sait, c'est que du sang procèdent toutes les parties de la machine animale.

L'exercice accélère cette transformation et le sang est toujours prêt à subvenir à la production des matériaux qu'exige l'accroissement de l'activité dans le développement des organes.

—

Voilà pourquoi on a pu formuler cette proposition, à la fois métaphorique et rigoureuse, que les muscles ne sont que du sang devenu solide. Un savant célèbre a dit ces mots : « Le sang, c'est de la chair liquide. » Rien de plus vrai que cette parole.

Faites donc du sang et vous ferez de la chair ; mais comment faire du sang ?

En mangeant bien, et en digérant de même.

Mais le moyen d'avoir toujours bon appétit et de toujours bien digérer ?

« Ou vous mangerez moins, ou vous prendrez plus d'exercice ; ou vous prendrez des remèdes, ou vous serez malade, disait nous ne savons plus quel gentilhomme à la duchesse de Portland. »

—

Le choix n'est pas douteux. De l'exercice, de la Gymnastique, messieurs, si vous voulez avoir des muscles fermes, une large poitrine, un estomac et des organes sains ; de l'exercice, mesdames, si vous ne voulez pas être soufflées comme des beautés orientales ou ressembler à ces squelettes vivants qui traînent leurs corps affaiblis sur l'asphalte de nos boulevards.

Nous n'avons pas ici à expliquer l'effet de l'exercice sur les muscles, nous en avons parlé assez longuement à l'article : sang. Qu'il nous suffise de rappeler que plus on fait de mouvements, plus grande est la somme de particules sanguines que l'on s'assimile ; car l'assimilation aussi complète que possible, tel doit être le but, la résultante suprême de toute notre hygiène et de tous nos mouvements.

—

L'homme doit chercher à s'enrichir par tous les moyens qu'il a à sa disposition. Cette recommandation, il est inutile de la faire dans le monde des affaires.

Pourquoi donc rencontrons-nous tant de personnes qui semblent croire que leurs muscles peuvent se développer sans exercice, et, dernière aberration de l'esprit, que moins elles agissent, plus elles gagnent en énergie et en vigueur. De cette façon, disent ces gens naïfs, nous ne perdons rien, nous n'avons donc rien à regagner.

Demandez au premier venu quel est le meilleur moyen d'augmenter sa fortune. Vous répondra-t-il de laisser votre argent dans votre caisse? De même donc qu'avec de l'argent on peut gagner de l'argent, de même avec de la force on peut acquérir de la force. Il faut, pour cela, activer l'assimilation, cette fonction mystérieuse dont nous ignorons les lois, mais qui, nous n'en saurions douter, s'entretient et se développe sous l'influence de l'activité physique.

———

Avez-vous remarqué la force vraiment extraordinaire des bras du forgeron? Comparez à son biceps le biceps d'un tailleur : quelle différence ! C'est que le forgeron fait travailler son bras, c'est que le forgeron active spécialement l'assimilation de ce membre.

Et dire que vous pouvez avoir, non pas seulement le bras du forgeron, mais les jambes du coureur, la poitrine de l'athlète, et cela au prix d'un peu de travail, de quelques instants d'exercice chaque jour, et que la plupart de nos jeunes gens ne peuvent monter deux étages, courir pendant cinq minutes, ou porter un in-quarto sous le bras sans avoir des étouffements et des courbatures !

—

## CHAPITRE XI

# LA COLONNE VERTÉBRALE

La colonne vertébrale, que l'on appelle aussi rachis, constitue en quelque sorte l'axe du corps humain ; c'est elle qui supporte tout l'édifice d'os et de muscles dont celui-ci est composé. Son rôle est très important, surtout quand on considère, comme nous le faisons d'après les savants les plus autorisés, la tête comme une continuité ou plutôt comme la partie supérieure et maîtresse de l'épine dorsale. Ne doit-on pas, en effet, la considérer comme la reine de notre être, cette colonne merveilleuse d'où partent les filaments nerveux qui viennent transmettre ses ordres aux extrémités les plus éloignées de son royaume ?

—

En suivant, dès sa formation, cet appareil qui doit loger la moelle épinière, on le voit décrire d'abord une courbe uniforme dont toutes les parties sont à peu près égales ; ainsi le veut l'attitude de l'embryon dans le sein maternel, comme s'il avait besoin de cette longue boîte pour protéger

les vaisseaux qui pourvoient à sa subsistance.
Plus tard, quand le fœtus est devenu enfant et
quand l'enfant, bien qu'incapable encore de se
suffire par ses propres forces, cherche, par des
mouvements divers, à faire usage de ses membres,
la colonne vertébrale doit suivre la direction indi-
quée par ces nouveaux besoins. Peu à peu les
muscles se développent, le corps se forme. Une
égale répartition de poids autour d'un axe central
étant cependant indispensable, il en résulte des
incurvations, des inflexions plus ou moins variées.

—

Ces incurvations, on le comprend, seraient inutiles si l'épine passait exactement par le milieu
du corps : dans ce cas, l'équilibre serait établi ;
mais une telle disposition est impossible. — L'attitude de l'homme, la liberté du cœur, des poumons, etc., nécessitent des courbures pour le
maintien, à l'état normal, des fonctions diverses
des différents organes, et rejettent, hors de la
ligne centrale, la colonne vertébrale toutes les
fois que cette disposition est contraire à l'accom-
plissement de ces fonctions. Tout, dans la conformation de l'épine, nous montre la vérité de ce que
nous venons d'expliquer.

—

L'importance du rachis nécessite, on le voit,
que nous nous en occupions d'une façon assez
sérieuse. Mais nous en parlerons bien moins au
point de vue de l'anatomiste qui se contente de

décrire cet organe, et même du physiologiste qui
ne recherche que la connaissance de ses fonctions
dans l'organisme, qu'au point de vue des mouvements et des modifications de forme dont il est
susceptible.

—

La colonne vertébrale se compose de vingt-
quatre vertèbres et de deux os formant par leur
réunion une tige osseuse destinée à supporter la
tête ; cette tige est d'une hauteur variable, suivant les sujets ; chez l'adulte, elle mesure généralement de 80 à 90 centimètres.

Les vertèbres ont été partagées en quatre ré-
gions : 1° la région cervicale qui comprend sept
vertèbres ; 2° la région dorsale qui en comprend
douze ; 3° la région lombaire qui n'en renferme
que cinq, et enfin la région pelvérienne où nous
trouvons les deux vertèbres particulières appelées : sacrum et coccyx.

Mais qu'est-ce qu'une vertèbre ? C'est, en réalité,
un organe assez difficile à définir. On ne peut
dire, en effet, des vertèbres qu'elles se ressemblent comme deux gouttes d'eau, car une vertèbre
cervicale, par exemple, diffère notablement d'une
vertèbre lombaire.

—

Mais elles se ressemblent toutes, en ce qu'elles
ont intérieurement la forme d'un anneau dont
l'ouverture, plus ou moins large, est nommée :
trou vertébral. Il résulte de la superposition de

7

ces trous une longue excavation appelée : canal
rachidien.

C'est là que se trouve renfermée la *moelle épinière.*

Les vertèbres enfin sont munies de petites sail-
lies appelées apophyses. Ces apophyses servent à
l'insertion des muscles puissants qui ont pour effet
d'assurer alternativement les mouvements ou la
fixité du tronc ; en un mot, de donner au corps
les attitudes variées, sans lesquelles les divers
mouvements des membres se feraient avec la raideur ou la brusquerie malhabile des automates.

—

Les vertèbres sont réunies par un tissu mi-
fibreux, mi-cartilagineux, appelé le fibro-cartilage ou disque inter-vertébral. Le fibro-cartilage
est très élastique, mais d'une élasticité assez
imparfaite ; de telle sorte que, les vertèbres conservant leurs dimensions invariables, la colonne
vertébrale peut, après plusieurs heures d'un travail forcé, présenter un raccourcissement notable.

La cause de ce raccourcissement est dans le
tassement des disques qui séparent les vertèbres.

Cette propriété est bien connue, et pendant
longtemps certains conscrits en ont profité. Avant
de paraître devant le conseil de révision, ceux qui
ne dépassaient la mesure réglementaire que de
fort peu, ou qui l'atteignaient à peine, restaient
un ou même plusieurs jours sans se coucher. Le
tissu se rétrécissait et ils n'avaient plus le mini-

mum de la taille. Mais cette fraude ne tarda pas à
être découverte, et aujourd'hui, en vertu d'une
circulaire assez récente, les conscrits n'atteignant
pas complètement la taille réglementaire peuvent
être dirigés sur un corps d'armée, quitte à être
réformés plus tard.

—

Notre intention, nous l'avons dit, n'est pas de
faire un cours d'anatomie; nous allons donc tout
simplement décrire les vertèbres qui sont mises
en action dans les divers mouvements.

Vous êtes-vous jamais demandé comment il se
fait que vous puissiez tourner la tête avec tant de
facilité et savez-vous que, rien qu'en exécutant ce
mouvement, vous faites une chose merveilleuse?
Savez-vous qu'en remuant la tête vous courez
mille dangers de mort, et qu'il ne se passe pas,
par conséquent, un instant que vous ne soyez
exposés à passer de vie à trépas?

Nous sommes bien effrayant, n'est-ce pas? Mais
vous allez comprendre et vous conviendrez que
nous n'exagérons pas.

Notre tête est posée solidement dans deux
échancrures assez profondes, qui se trouvent dans
la première vertèbre du cou, appelée *atlas*. Le
mouvement que nous lui faisons exécuter en lui
imprimant une impulsion circulaire a lieu à la
base de cette vertèbre qui tourne à notre volonté.
Eh bien! supposez que cette dernière nous refuse

tout à coup son service. Vous voyez d'ici la conséquence.

—

Pour répondre à une tâche aussi scabreuse, il
a fallu que cette vertèbre fût construite d'une
façon particulière. C'est un anneau, pour ainsi
dire, qui peut tourner facilement sur la vertèbre
suivante. Celle-ci, appelée *axis*, présente, en effet,
un petit cylindre osseux qui reçoit l'extrémité du
crâne et fait pour ainsi dire les fonctions de
cheville. Des exercices nombreux, sinon variés,
doivent donc être faits avec la première vertèbre.
Tourner la tête dans tous les sens est fort utile,
ne serait-ce que pour empêcher toutes ses parties
de se rouiller ; mais ces mouvements de la tête
ont encore un autre but sur lequel nous revien-
drons plus tard.

—

Les cinq dernières vertèbres de la région du
cou *(cervicales)* ne présentent rien de particu-
lier. Elles n'en sont pas moins utiles. Elles sont
mobiles et par conséquent intéressent encore le
gymnasiarque. Leurs apophyses sont peu développées et taillées en biseau, ce qui rend leurs
mouvements moins puissants, mais plus aisés.

Les vertèbres de la région du dos *(dorsales)*
sont immobiles tant elles sont enchevêtrées les
unes dans les autres ; mais les cinq vertèbres
lombaires sont d'une flexibilité relative qu'on
entretient et qu'on peut augmenter par la Gymnas-

tique. Les deux dernières du dos et surtout les
cinq lombaires possèdent une souplesse et une
aisance gracieuse incomparables ; c'est à cette
souplesse naturelle, cultivée par l'art, que l'homme
et la femme doivent l'élégance de l'attitude, la
grâce des allures, et ce je ne sais quoi qui donne, à
l'ensemble du corps, le charme de la force unie
à l'agilité.

C'est pour cela que nos exercices pour les
jeunes filles ont pour objectif principal : la
souplesse et l'aisance des mouvements.

Les acrobates ploient les vertèbres lombaires
d'une façon remarquable. Sans vouloir se faire
pître ou jongleur, il est bon de pouvoir courber
et redresser le dos avec facilité, puisque aussi
bien on affirme que c'est le seul moyen de faire
son chemin dans le monde !

Nous ne ferons mention que pour mémoire
du sacrum et du coccyx, noms terribles, mais
qui ne désignent autre chose que la réunion de
plusieurs vertèbres, les dernières, soudées inti-
mement et par conséquent immobiles.

La colonne vertébrale est sujette à de nombreuses difformités dont les effets sur la constitution peuvent être des plus graves. La Gymnastique
rationnelle est capable, sinon de les guérir toutes,
du moins d'en guérir ou modifier la plus grande
partie, c'est pourquoi nous croyons devoir consacrer un chapitre spécial à l'étude de ces affections.

—

## CHAPITRE XII

# LES DÉVIATIONS DE LA COLONNE VERTÉBRALE

Il est essentiel, pour la santé et la beauté de l'homme, que toutes les parties de son squelette soient développées d'une égale façon. Quand telle portion du corps est plus accentuée que telle autre; lorsque tel os de droite occupe plus de place que l'os correspondant de gauche, il en résulte des difformités.

Shaw est le premier qui ait démontré d'une façon scientifique que la fréquence de certaines attitudes du corps produisait les différentes difformités, spécialement celles qui affectent la colonne vertébrale.

L'observation journalière confirme cette observation. Chacun reconnaît l'écuyer à la cambrure interne de ses membres inférieurs; le fort de la halle à la voussure de ses épaules, etc.

Comment en serait-il autrement? Prenez une tige d'acier très résistante, dirigez-la régulièrement chaque jour, pendant quelques instants, dans le même sens, elle se courbera et restera courbée de ce côté. Tous les amateurs d'escrime ont pu faire cette remarque.

—

Il en est de même du corps humain, et il y a même ceci de plus grave que les positions vicieuses augmentent par l'habitude, et surtout la commodité que les personnes affectées d'un commencement de déformation trouvent à se pencher ou s'appuyer sur le côté dévié.

Fait digne de remarque. C'est dans les pensionnats que les déviations de l'épine et les difformités du dos sont les plus fréquentes. Cela résulte évidemment de la situation élevée de l'épaule droite en écrivant.

Il est facile de comprendre qu'un organe placé journellement et pendant de longues heures dans une position anormale ne peut se mouvoir, c'est-à-dire se renouveler convenablement.

Il faut donc que cet organe diminue de volume, qu'il s'affaisse, qu'il périsse, et cela au profit d'un autre os, d'un autre muscle, son voisin, qui s'est emparé de tout ce que le premier a dédaigné et dont le développement a été, par conséquent, en raison inverse de celui de son congénère.

—

Sans vouloir faire ici un cours complet d'orthopédie, nous devons cependant arrêter notre attention sur ces déviations de la colonne vertébrale, à la fois les plus affreuses et les plus fréquentes.

La déviation qu'on observe le plus souvent est la déviation latérale ; les savants l'appellent *scoliose*.

La scoliose est-elle une maladie pouvant être guérie ? Si oui, quels sont les moyens à employer ?

Cherchons la cause de la maladie. La cause trouvée, l'effet sera facile à combattre : *Sublatâ causâ, tollitur effectus*, dit l'école.

Examinons d'abord quel doit être le rôle de la colonne vertébrale !

La colonne vertébrale est, nous le disons une fois encore, le centre d'action, le point d'appui de tous les mouvements que le corps exécute. S'agit-il des mouvements des muscles inférieurs, le fait est manifeste. Il n'est pas moins certain pour les mouvements des membres thoraciques. La contraction d'un muscle ou d'un système musculaire n'est pas individuelle ; le célèbre professeur Bérard insistait sur ce point dans ses cours et montrait que le moindre mouvement de l'avant-bras est impossible, si les diverses contractions qui se réalisent de proche en proche n'ont pas leur centre de fixation naturelle, qui est la colonne vertébrale.

—

Or, cet organe, admirablement conçu pour la résistance, doit s'adapter aux divers modes de résistance qu'exigent la diversité et la complexité

7.

des mouvements qui s'exécutent à la fois dans la tête, dans les bras et dans les jambes.

L'épine dorsale est solide, cela est vrai, mais cela ne suffit pas ; il faut qu'elle soit flexible et que cette flexibilité soit accompagnée du degré de souplesse et du degré de force qui constituent l'élasticité. Il n'est pas besoin de longues réflexions pour s'assurer qu'elle ne peut et doit agir qu'à la manière d'un ressort, c'est-à-dire en résistant et en revenant ensuite à sa position première, aussitôt que l'effort qui avait produit son déplacement momentané a cessé de se manifester.

C'est ainsi, en effet, que les choses se passent quand la colonne vertébrale est à l'état normal.

De nombreuses causes viennent cependant quelquefois compromettre et renverser ces dispositions naturelles. Notre intention n'est pas de décrire toutes ces causes, un traité complet sur cette question n'entrant pas actuellement dans notre cadre.

Nous nous bornerons à les envisager d'une manière générale.

—

La colonne vertébrale, comme on le sait déjà, est composée d'un grand nombre de parties, et chacune de ces parties peut éprouver des altérations diverses. Il est par conséquent de la plus grande importance de rechercher si toutes, ou seulement si l'une d'elles est atteinte par la maladie.

C'est là cependant un point assez difficile à constater à première vue. Une grande expérience seule peut fournir les moyens d'investigation nécessaires. — Aussi, malgré une pratique déjà longue, hésitons-nous souvent avant de nous prononcer et ne découvrons-nous pas toujours, du premier coup, quelles sont les parties : os, ligaments ou muscles, qui sont intéressées.

Que l'on ne s'y trompe pas, le jugement qu'on portera est d'une importance extrême, attendu que c'est lui qui inspirera les moyens à mettre en œuvre pour combattre le mal.

—

Entrons un peu plus avant dans la question. Notre manière de voir en ressortira, nous l'espérons, plus claire et plus compréhensible pour tous.

C'est d'après une loi de mécanique bien connue que le poids du corps tend toujours à courber en avant la colonne vertébrale. Comment fait donc celle-ci pour résister? D'abord elle trouve, dans les attaches solides des vertèbres, un soutien des plus fermes. Les muscles puissants qui se trouvent à la face postérieure lui viennent aussi considérablement en aide.

Mais une flexion latérale n'est-elle pas possible? Et à quoi serviraient donc les apophyses dont nous avons parlé plus haut, si elles n'empêchaient cette flexion?

Tout cela va bien aussi longtemps que la machine est intègre. Mais le moindre dérangement va gâter toute l'affaire.

Le Créateur n'a pas disposé nos membres avec tant de sollicitude pour que nous soyons dispensés d'en prendre un soin incessant. Au contraire, la moindre négligence peut avoir parfois des résultats funestes.

———

Si l'une des vertèbres placées à la base de l'épine, au lieu d'être solide à son poste, manquait à l'appel ou si, trop faible pour soutenir un choc, elle pliait, qu'arriverait-il ? Il arriverait, qu'on nous pardonne la comparaison, ce qui est arrivé à Waterloo : l'armée, tout le corps d'armée, c'est-à-dire la colonne vertébrale tout entière plierait aussi.

Cette flexion en avant, flexion qui provoque une cambrure de la partie supérieure du dos en arrière, se nomme : *ciphose*.

Maintenant, supposons que l'armée, au lieu de plier, résiste, mais résiste avec désavantage, ou, pour rester dans notre sujet, que la colonne saine, mais fatiguée par le poids du corps tenu dans une mauvaise position habituelle, ne puisse plier en avant, que fera-t-elle ? Elle se tordra, c'est-à-dire s'inclinera latéralement.

Cette inclinaison, nous l'avons dit, constitue la *scoliose*.

———

Il est bien rare, quand une partie d'une

troupe faiblit, que le reste puisse résister. Cela est vrai dans le corps humain aussi bien que partout ailleurs.

C'est pour cette raison que les déviations lombaires et dorsales entraînent d'autres déviations. La courbure des lombes, par exemple, déplace le centre de gravité, dont le siège ordinaire est dans le bassin. Par ce déplacement, l'équilibre est rompu et la chute deviendrait inévitable, si l'action musculaire n'exerçait une traction instinctive en sens inverse. La continuité de cet effort produit une nouvelle déformation dans la région dorsale. Cette deuxième déviation en produit une troisième en sens contraire dans la région supérieure, c'est-à-dire dans la région cervicale.

Mais la déviation la plus fréquente se manifeste dans la partie dorsale, accompagnée d'une courbure inverse que nous pourrions appeler *courbure de compensation*.

—

Les apophyses, on le comprend, changent aussi de place. Les apophyses épineuses, qui répondent à la concavité, sont portées en avant; celles qui répondent à la convexité sont dirigées en arrière. Les côtes, à leur tour, prennent part à ce mouvement; celles qui correspondent aux concavités étant déprimées, pressées l'une contre l'autre, sont forcées de rentrer; les autres, chargées de garnir une plus grande surface, et poussées par la torsion en arrière, se courbent, c'est-à-dire saillissent de plus en plus.

Les muscles, les ligaments eux-mêmes, n'échappent pas à ces transformations.

Les premiers qui, de chaque côté du tronc, sont de même puissance à l'état normal, deviennent, par suite des phénomènes que nous venons de décrire, d'une force inégale ; relâchés, distendus, ils perdent toute leur vigueur pendant que leurs congénères se contractent et se fortifient outre mesure.

—

Ainsi , par exemple, un enfant fait en peu de temps une croissance considérable. Qu'arrive-t-il? Les os éprouvent une impulsion grâce à laquelle ils se développent en longeur, les muscles les suivent et, en s'allongeant, s'amincissent.

De plus, leur développement ne se fait pas toujours d'une manière régulière. — Tel muscle, plus souvent exercé, croîtra plus vite que tel autre. Conséquences : faiblesse générale d'abord et faiblesse plus grande ensuite dans l'un des deux côtés.

—

Ces dispositions vicieuses augmentent par l'habitude et surtout la commodité que les enfants affectés d'un commencement de déformation trouvent à se pencher du côté dévié.

Les suites de cette faiblesse relative d'une portion du corps sont très graves. Il en résulte

d'abord, comme nous l'avons démontré, une
tendance à la déviation qui, par la suite, devient
souvent une déviation véritable, surtout chez les
jeunes filles auxquelles une éducation absurde
interdit tout exercice ; et cette déviation en provoque elle-même de nouvelles qui, à leur tour,
amènent des perturbations graves dans la région thoracique et quelquefois dans la région
du bassin.

—

La colonne vertébrale peut s'infléchir de trois
façons : en avant, en arrière et de côté.

La déviation en avant *(lordoze)* se produit le
plus souvent dans la région dorso-lombaire,
c'est-à-dire vers le milieu de l'épine, en provo-
quant, dans la partie supérieure, les courbures
d'opposition réclamées par l'équilibre. Cette
déviation peut provenir d'une croissance rapide,
surtout lorsqu'elle se rencontre chez de jeunes
sujets myopes forcés de pencher constamment la
tète en avant ; les couturières, les tailleurs y sont
aussi très exposés.

—

La déviation en arrière *(ciphose)* se manifeste,
au contraire, dans la partie supérieure et constitue, si l'on n'y met bon ordre, une des formes
de cette gibbosité qu'on nomme : *bosse.*

Elle est, le plus souvent, par suite de cette loi
d'opposition statique dont nous avons parlé, la

conséquence de l'inflexion en avant de la partie lombaire.

Dans la grande majorité des cas, cette déviation ne tarde pas à se compliquer d'une déformation latérale due à un mouvement de torsion des dernières vertèbres dorsales.

—

La déviation de côté *(scoliose)* consiste dans une exagération de la courbure latérale naturelle, qui s'étend de la sixième vertébrale cervicale à la neuvième dorsale. Il va de soi qu'elle est fréquemment accompagnée d'une petite courbure en sens inverse dite de compensation. Du côté opposé à la flexion, l'épaule est plus basse, l'omoplate aplatie, la hanche saillante.

La déviation latérale simple et la flexion sans déviation latérale sont les plus faciles à combattre par le massage et la Gymnastique. Dès qu'une déviation en avant s'est compliquée d'une déviation latérale (bosse en arrière et de côté, presque toujours à droite), le cas est plus difficile, mais n'est pas au-dessus des ressources de l'art du Gymnasiarque ; le moindre retard peut contribuer cependant à rendre la guérison impossible.

—

Les déplacements de la colonne vertébrale proviennent soit de mauvaises attitudes habituelles, soit d'une grande faiblesse à la suite d'une croissance rapide, soit d'une constitution maladive de la colonne même. Il est donc essentiel que les parents surveillent leurs enfants et qu'ils les observent, surtout pendant la marche, les déviations pouvant être occasionnées, dans quelques circonstances, par une différence dans la longueur des membres inférieurs.

La maladie est ou inflammatoire ou lymphatique. Quand elle est de nature inflammatoire, par ses progrès plus ou moins lents, elle attaque successivement le périoste, les os, et les douleurs du malade ne l'avertissent que trop tôt de l'état anormal de son épine dorsale.

Vous avez peut-être vu une personne, surtout dans le jeune âge, affectée de cette maladie inflammatoire du rachis, connue sous le nom de *mal de Pott*? Si l'enfant est encore très jeune, il se couche volontiers sur les genoux de sa mère, ne marche qu'en s'accrochant à tout ce qu'il peut saisir ; il est indolent, ses forces faiblissent à vue d'œil, ses membres deviennent flasques. En pareil cas, l'immobilité, le repos, la position horizontale sont de rigueur et nous nous garderions bien d'intervenir tant que l'inflammation et la douleur qui l'accompagne n'auront pas disparu.

———

Autres sont les symptômes si l'affection est produite par le lymphatisme. On le reconnaît à la mine bouffie ou blafarde de l'enfant, à sa mollesse générale et aussi à l'absence de toute douleur quand le mal n'a pas atteint des proportions trop considérables.

Certaines déformations doivent leur existence au ramollissement chronique des os et des ligaments. Ce ne sont pas alors deux ou trois vertèbres, c'est le système entier des vertèbres qui est attaqué ; une région, la région dorsale, s'infléchit, et cette inflexion ne se traduit pas par une saillie angulaire, comme dans le mal de Pott, c'est une inflexion à grande courbure faisant saillir la ligne des épines du dos en arrière, le plus souvent à droite, de façon à produire une déformation de la poitrine qui constitue une gibbosité postérieure ou latérale.

Parmi les causes trop fréquentes des déviations de la colonne, nous devons encore citer l'habitude qu'ont les nourrices de porter les enfants sur le bras, toujours sur le même bras ; celle de les faire marcher avant que les os et les muscles des reins et du bassin offrent la résistance nécessaire pour le maintien du corps dans la station verticale, et surtout le peu de soin que prennent les mères, dans leur ignorance regrettable de ces choses si importantes, d'examiner de temps en temps leurs enfants afin d'arrêter toute mauvaise tendance à son début.

—

Nous avons fait connaître les déviations en général, nous avons dit les causes qui les produisent, il nous reste à donner un aperçu rapide des conséquences qu'elles entraînent, et des moyens que nous employons pour les combattre.

Ces moyens, on le comprend sans peine, varient non-seulement selon le caractère et le degré de la maladie, mais aussi selon l'individu. Un enfant d'une constitution robuste, atteint d'une courbure produite par une mauvaise attitude habituelle ou pour la mise en action exclusive d'un seul côté du corps, ne doit pas être traité de la même façon qu'un enfant faible, chez lequel cette difformité est le résultat d'un ramollissement des os ou de l'atrophie musculaire. Mille causes enfin, tout individuelles, font et doivent faire varier les moyens à l'infini. C'est une question de savoir et d'expérience, c'est plus encore peut-être une question de tact.

—

Nous insisterons, avant tout, sur la nécessité d'un prompt traitement dans tous les cas de déviation de l'épine dorsale, car ce peut être pour le malade une question de vie ou de mort.

Les conséquences, en effet, ne sont pas seulement des plus graves pour le rachis, l'organisme tout entier peut s'en ressentir d'une manière funeste.

Ainsi que nous l'avons expliqué plus haut, dans les déviations antérieures de l'épine, le dos est déprimé, les côtes repoussées en avant et le sternum, de nature assez spongieuse, se gonfle et prend la forme qu'on nomme vulgairement : *en gorge de pigeon*; dans les courbures postérieures, la colonne est portée en arrière, la poitrine

aplatie, creusée même ; la bosse, la terrible bosse
apparaît dans toute sa laideur.

—

Dans les déviations latérales, comme les côtes
se fixent aux vertèbres par leurs extrémités postérieures, et partent de ces points pour former,
autour de la cavité pectorale, des arcs plus ou
moins étendus, il résulte de cette disposition des
phénomènes de déplacement analogues à ceux
que nous avons décrits pour les déviations antérieures ou postérieures. Ceux des os qui correspondent à la cavité de la courbure accidentelle se
rapprochent entre eux jusqu'à se toucher presque
par leurs points latéraux plus éloignés du centre ;
du côté de la convexité, au contraire, ces mêmes
points s'écartent, et les espaces intercostaux
augmentent d'autant plus d'étendue que la déviation décrit un arc moins long et plus courbé. Il
en résulte que la poitrine a, de ce côté, plus de
hauteur que du côté opposé.

—

Autre effet dont nous avons déjà parlé :
L'omoplate qui relie les épaules à la colonne
vertébrale, étant fixée au rachis par des muscles
et au sternum par la clavicule, doit suivre les
côtes dans leur déplacement ; elle s'élèvera donc
du côté où la colonne sera saillante et s'abaissera
du côté de la concavité.

Telles sont les conséquences inévitables des
déviations ; mais ce ne sont que les premières

conséquences. Les organes se trouvent profondément modifiés par toutes ces irrégularités ; des troubles sérieux se manifestent dans les fonctions digestives et surtout dans l'appareil respiratoire ; d'où : dyspepsies, maladies de cœur, phthisie, quelquefois la mort.

—

Comment conjurer de si grands dangers?

Nous avons, quant à nous, quitté complètement la fausse route dans laquelle les orthopédistes se sont laissés entraîner ; une voie rationnelle s'offrait à nos recherches, nous l'avons suivie et le succès a répondu à nos tentatives.

Dans la pratique orthopédique ordinaire, quand on a affaire à une affection qui débute ou qui n'a encore fait que des progrès peu sensibles, on prend un corset presque toujours en fer ou en acier, construit de façon à soulever les épaules au moyen de supports et à comprimer, en haut et en bas, les parties saillantes. (C'est en Allemagne que cette innovation, renouvelée de Procuste, a le plus de vogue.) Dans quelques cas, très fréquents, on y ajoute des moyens beaucoup plus énergiques encore, tels que les lits à extension forcée, véritable torture pour les malheureux malades, etc.

—

Qu'en résulte-t-il? Rien, ou plutôt si, il en résulte des effets déplorables. Nous nous rappellerons toujours ce que nous avons vu dernièrement à l'établissement orthopédique du Dr... Ne cherchez pas, cet établissement n'est pas en France. Dans une vaste chambre se trouvaient une trentaine de malades, de pauvres jeunes filles, à l'air chétif, emprisonnées dans des treillis de fer. Plusieurs d'elles suivaient le même traitement depuis des années. — Mais y avait-il amélioration? — Nous interrogeâmes plusieurs des personnes traitées. — Leur réponse fut unanime : Non.

—

Cela ne nous surprenait pas. Pour qui possède une légère teinte d'anatomie, pour celui qui a vu une seule fois un squelette, cela n'a rien d'extra-ordinaire. La colonne vertébrale n'est pas droite, elle présente des courbures normales absolument nécessaires à la conservation de sa résistance et de son élasticité ; convexe en avant, au cou ; con-vexe en arrière, au dos, elle reprend à la région lombaire sa convexité antérieure. Grâce à sa souplesse, on conçoit qu'il soit possible par les moyens mécaniques d'arriver à la tendre, ou, pour mieux dire, à lui infliger ce qu'on pourrait appeler : la *déformation rectiligne...*

Mais à quel prix ? — Au prix de la santé.

Et pour combien de temps ? — Essayez d'en-lever le corset orthopédique et vous ferez vous-même la réponse. Vous verrez succéder, à la déformation imposée par les machines, la défor-mation première à laquelle les machines n'auront pas su remédier.

—

Les appareils compresseurs et extenseurs per-
manents offrent ce grave inconvient, qu'en com-
primant et immobilisant les tissus, ils arrêtent la
circulation des fluides, à l'endroit même où cette
circulation aurait le plus grand besoin d'être
stimulée pour apporter la force et la vie dans ces
organes. Ils substituent enfin la correction passive
et passagère appliquée aux ligaments, à la correction active et permanente que seules peuvent
produire des contractions musculaires rationnellement exercées.

Nos plus grands praticiens condamnent aujour-
d'hui ce système, parce qu'ils ont pu constater
que ce qu'on gagne par l'extension prolongée,
qu'il s'agisse du dos ou d'un membre, ne compense
pas l'affaissement qui se produit après.

Lorsque les muscles affaiblis sont au contraire
vivifiés par l'exercice, ils se contractent comme
leurs congénères, entraînent les vertèbres déviées
et rétablissent enfin la colonne dans la direction normale.

—

Détail attristant.

Sur cent cas de scoliose, quatre-vingt-dix au
moins se présentent chez les jeunes filles, c'est-à-
dire sur ces frêles et gracieuses créatures que les
préjugés sociaux privent de tout exercice, et qui,
du matin au soir, sont penchées sur leur pupitre,
sur leur couture ou leur piano. Ceci aurait dû,
depuis longtemps, ouvrir les yeux aux orthopé-

distes, et en leur faisant connaître la cause, leur indiquer le remède.

Mais il n'est pire aveugle que celui qui ne veut pas voir, et MM. les orthopédistes préfèrent vendre, bien cher, des corsets qui immobilisent les muscles, les athrophient et aggravent par conséquent les déviations, que de guérir tout simplement ces déviations par...

—

Encore la Gymnastique, n'est-ce pas ?

Eh ! mon Dieu oui, toujours la Gymnastique.

« Vous êtes orfèvre ? » nous dira-t-on.

Certes, et nous nous en vantons.

Une seule chose nous étonne, c'est qu'un moyen si simple et si excellent ne vienne pas plus souvent à l'esprit des médecins.

Depuis longues années on l'emploie en Suède, en Allemagne, en Autriche, en Belgique; en France aussi, où les ressources immenses offertes par la Gymnastique médicale commencent enfin à être appréciées, et les résultats obtenus sont infiniment supérieurs à ceux que donnent les machines innombrables dont on oppresse et fatigue, si mal à propos, le corps des malades.

L'impartialité nous fait cependant un devoir de reconnaître que, depuis deux ou trois ans, grâce aux excellents conseils de M. le docteur de Saint-Germain, le chirurgien en chef de l'hôpital des enfants, les orthopédistes font des corsets qui ne ressemblent en rien à ces carcans d'autrefois.

Ainsi compris, un corset peut rendre de réels services en concourant au relèvement et au maintien des parties affaissées, en dissimulant la difformité; mais avant tout et par dessus tout, ce qu'il faut pour reconstituer ces parties, c'est le mouvement raisonné et le massage, qui n'est qu'une forme passive de ce même mouvement.

—

Nous en avons fait nous-même chaque jour l'expérience pendant quinze années, avec un succès qui a frappé les membres les plus distingués de l'Académie de médecine, succès confirmé par les cures remarquables obtenues depuis par notre successeur M. Heiser.

Nous n'avons jamais vu un sujet, traité convenablement, qui n'obtînt au bout de quelque temps, sinon la guérison complète, du moins une amélioration notable.

Les seuls cas dans lequels le mouvement raisonné nous paraisse inefficace sont : les déviations très anciennes et celles qui proviennent de maladies internes, avec inflammation du périoste ou carie des os. En ce dernier cas, tout traitement actif serait une folie.

Les déviations qui proviennent d'une croissance trop hâtive ou d'une mauvaise attitude habituelle, et qui se produisent surtout chez les enfants d'un tempérament lymphatique, peuvent et doivent, *lorsqu'elles sont combattues à temps*, être radicalement guéries par un exercice appro-

8

prié, combiné avec la douche froide et le massage.

—

Nous ne venons pas dire par là que la Gymnastique seule puisse toujours opérer ces miracles : Non ! il faut parfois le concours de la science médicale, et plus souvent celui de la chirurgie ; mais nous n'hésitons pas à affirmer que, dans de telles conditions, le mouvement bien compris est le remède par excellence, et que les corsets orthopédiques du *moyen âge* et même de la *renaissance* doivent être proscrits, par cette raison bien simple que toute compression permanente appauvrit les tissus et diminue la vitalité.

Les exercices qu'il faut employer pour combattre la scoliose sont aussi variés que les affections et les individus qui en sont affligés.

Les moyens dont on s'est généralement servi jusqu'à ce jour sont :

1° Les suspensions par les mains à des anneaux, pour produire l'extension complète de l'épine, accompagnée de l'action des muscles capables de soulager les articulations de cette partie ; les balancements en avant, en arrière et latéralement ; les flexions sur un côté et les torsions du corps, les mains aux anneaux, les pieds fixés au sol ;

2° La suspension par les mains à des cordes ou à des barres tendues horizontalement, avec balancement du corps en avant, en arrière et de côté ;

3° Les suspensions alternatives et successives par une seule main, etc.;

4° Les extensions des bras en arrière avec et sans contre-poids dans les mains, le corps étant placé horizontalement;

5° L'action de tourner une roue;

6° La marche avec une ou deux béquilles.

—

Nous recommandons surtout aux professeurs de Gymnastique l'emploi de mouvements rationnels, propres à relâcher les insertions des vertèbres sur le côté convexe, et à répartir sur les vertèbres extérieures la pression exercée sur celles formant la concavité.

Nous leur recommandons aussi les tractions horizontale, oblique et verticale de contre-poids, au moyen de cordes passées dans des poulies; le pas volant exécuté en tenant l'anneau d'une seule main, les suspensions par la double action des bras et de la nuque à l'échelle cérébro-spinale, les redressements passifs et actifs du tronc, soit dans la position horizontale, soit dans la verticale; la traction des contre-poids par les épaulières et les flexions bi-latérales du tronc, si recommandées par le D͏r de Saint-Germain, les mouvements de tension du corps et de flexion du buste sur les bras, les mains appuyées contre les perches jumelles; enfin, les mouvements de flexion latérale et de renversement du tronc en arrière, le professeur faisant résistance en appuyant les mains contre les épaules du malade.

Le massage des antagonistes déviés produit également les meilleurs effets et doit être considéré comme inséparable du traitement. Nous employons beaucoup d'autres moyens, nous inspirant, soit pour la construction des appareils, soit pour la combinaison des mouvements, des cas qui se présentent (1).

Nous avons, croyons-nous, fourni assez de détails pour faire comprendre toute l'utilité du mouvement passif et actif dans les affections de la colonne vertébrale. Si l'espace nous le permettait, nous parlerions aussi des heureux effets de l'exercice dans les difformités d'autres organes, du bassin, des membres, etc.

Mais nous pensons que le simple aperçu que nous venons de donner, de ce qu'on peut faire dans les déviations de la colonne, suffira pour faire comprendre l'importance de l'exercice dans toutes les difformités du squelette, et les ressources infinies que le mouvement rationnel peut fournir à un opérateur intelligent.

—

(1) Nous n'avons plus aucun intérêt dans le grand Gymnase médical ni dans la vente des machines orthopédiques qui portent notre nom. Cela nous met aujourd'hui à notre aise pour recommander l'emploi de notre armoire à échelle cérébro-spinale et perches jumelles, et de notre lit de massage, dont on trouvera quelques dessins explicatifs à la fin de ce chapitre.

Mais qu'on ne l'oublie pas : avant le mouvement local ayant pour but d'agir directement et en quelque sorte mécaniquement sur la difformité, il est essentiel de pratiquer les exercices généraux afin de reconstituer l'organisme tout entier, les déviations de l'épine se rencontrant le plus souvent chez des sujets lymphatiques ou anémiés.

—

Nous dirons donc pour nous résumer :

Les corsets (les corsets bien faits) agissent, mais agissent momentanément ; c'est une force factice et passagère. L'action musculaire est au contraire une force naturelle qui, mettant progressivement en jeu tous les ressorts, et stimulant toutes les énergies, fait concourir l'organisme tout entier au salut de la partie qui se trouve compromise.

Quand vous plantez un jeune arbre et que vous l'étayez d'un tuteur, est-ce sur cet appui aussi précaire qu'artificiel que vous comptez pour l'aider à vivre et à grandir? Non, vous le taillez, vous l'arrosez, vous le cultivez sans cesse, afin qu'il ait bientôt des racines profondes et vivaces, et qu'il trouve en lui-même la force de résister aux orages et d'élever vers l'azur sa cime verdoyante.

Faites de même pour l'enfant, vêtissez-le d'un corset si vous voulez, mais d'un corset souple, léger ; d'un corset qui ne l'étouffe pas et ne le meurtrisse pas, d'un corset humain, en un mot. Avant toutes choses : stimulez, entretenez,

8.

développez la vie dans son organisme, en mettant
en œuvre pour cela toutes les énergies qui sont
en lui, endormies ou dévoyées.

Aucun traitement externe, nous le répétons, ne
vaut cette méthode naturelle, car à l'action locale,
indispensable, elle joint l'action générale, plus
essentielle encore.

—

Donc, s'il y a possibilité de guérison, c'est-à-
dire de redressement, cette possibilité, nous ne
craignons pas de l'affirmer, n'est que là et pas
ailleurs; mais il faut nécessairement y joindre le
traitement interne, traitement tonique et reconstituant, phosphate, fer, dépuratif, que le médecin
ordonne toujours en pareil cas.

Nous tenons cependant à répéter ce que nous
avons dit bien souvent, c'est que si la difformité
est congéniable ou que, datant de plusieurs
années, elle ait déjà pris des proportions excessives, ni le mouvement méthodique, ni le massage,
ni la douche, ni aucun autre moyen, du reste, ne
pourrait la modifier.

Il serait même, le plus souvent, téméraire de le
tenter.

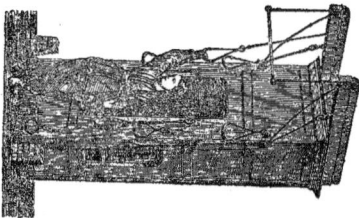

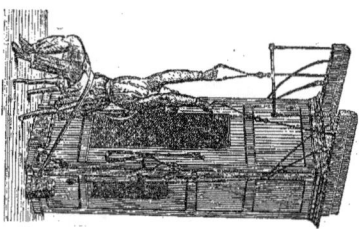

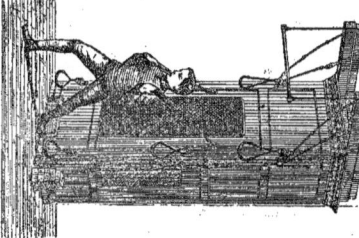

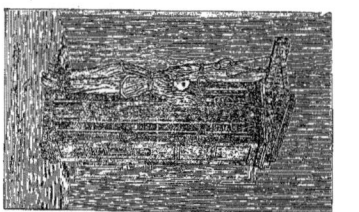

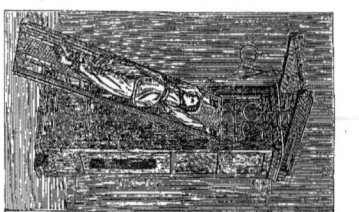

# EXERCICES SPÉCIAUX POUR LE REDRESSEMENT DES DÉVIATIONS DE L'ÉPINE

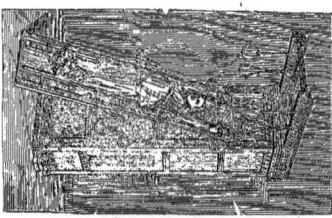

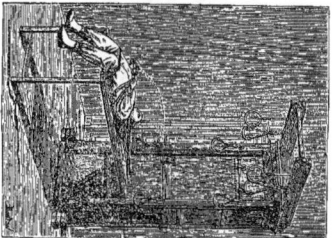

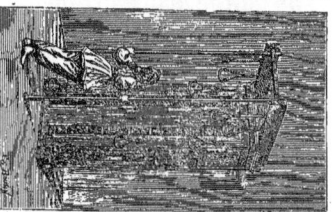

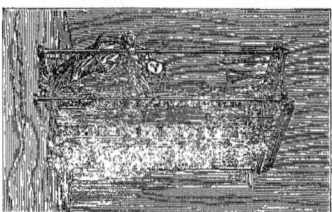

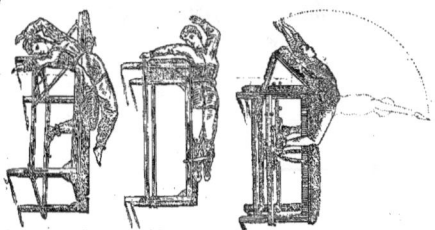

Le corps placé de profil sur le lit de massage, les jambes maintenues par la courroie, flexion latérale de la partie supérieure du tronc.

Flexion bi-latérale du tronc.

À cheval sur l'affût, les pieds fixés dans les semelles-étriers, renversement tôt du corps en arrière, avec ou sans haltères dans les mains.

—

## CHAPITRE XIII

# LES NERFS

Il nous reste, pour définir cette description rapide de notre machine, à parler d'organes importants, organes que chacun nomme à tout instant et que peu connaissent bien. Quelqu'un a-t-il mal à la tête? Ce sont les nerfs. A-t-il mal au ventre? A-t-il mal dans les jambes? Ce sont encore les nerfs.

Pauvres nerfs, accusés de tant de maux auxquels ils ne peuvent mais! Il est très certain que l'inflammation, de même que l'atonie des nerfs, ne sont que la conséquence de la mauvaise composition du sang, de sa faiblesse ou de l'irrégularité de sa circulation. Tous les anémiques sont en proie aux névralgies ou tout au moins à cette impressionnabilité exagérée qui constitue une véritable maladie.

—

On donne le nom de nerfs à des cordons blancs formés par des tubes nerveux qui partent des deux côtés de l'axe cérébro-spinal pour se diriger vers les organes dans lesquels ils se distribuent.

Les nerfs naissent de la face antérieure ou de la face postérieure de l'axe central; les premiers sont destinés au mouvement, les derniers président au sentiment.

Il arrive quelquefois que ces nerfs se fusionnent, s'entrelacent, et si bien qu'ils n'en forment plus qu'un. Ils sont alors réunis sous la même enveloppe et, bien qu'agissant individuellement, ils semblent uniques jusqu'au moment où ils sont mis en action.

Alors le nerf moteur agit sur les muscles, et les nerfs du sentiment vont partout où la sensibilité peut être constatée.

—

Les nerfs se divisent aussi en nerfs de sensibilité spéciale, qui communiquent aux organes des sens : les nerfs olfactifs, optiques, acoustiques, et en nerfs de la vie végétale; tel est le grand sympathique, qui se termine aux organes de la digestion et de la reproduction. Ces deux espèces se distinguent du reste par leur couleur.

Les nerfs de la vie animale sont fermes et blancs; les autres sont mous, d'un gris rougeâtre, plats et unis.

Nous n'entrerons pas dans des détails techniques sur la construction et la formation des nerfs, toutes choses qui intéressent plus le médecin que le gymnasiarque, qui doit s'attacher plus spécialement à l'étude de la mécanique humaine.

Il nous paraît cependant utile, dans l'intérêt de
la question qui nous occupe, d'invoquer l'opinion
des savants docteurs Bastien et Vulpian. Ces deux
médecins, dont le dernier surtout est très connu,
ont fait insérer, dans les comptes rendus de
l'Académie des sciences, un mémoire traitant de
l'influence du mouvement artificiel passif sur le
système nerveux.

Nous allons résumer ce qu'ils disent tout en
tâchant de rester dans les cadres de notre travail.

—

Les effets de la compression des nerfs se divisent naturellement en deux périodes :

La première commence au moment où l'on a
établi la compression et se termine au moment
où on la cesse.

La seconde débute au moment où l'on cesse la
compression et finit lorsque les parties qui sont
sous la dépendance des nerfs comprimés reviennent définitivement à leur état normal.

C'est la période de retour ou de déclin.

—

La première période, ou période d'augmentation, se subdivise en quatre stades.

Le premier stade est caractérisé par des four-
millements, des picotements ; sa durée est de deux
à dix minutes.

Vient ensuite le stade intermédiaire, pendant
lequel ces phénomènes disparaissent quelques.

minutes pour revenir plus énergiquement pendant :

Le stade d'hyperesthésie, où les sensibilités du
tact, de chatouillement, etc., s'exaltent pour arriver jusqu'au stade d'anesthésie ou de paralysie
musculaire, pendant lequel la sensibilité de la
douleur est pervertie et exagérée souvent à un
degré extrème.

On éprouve, dans les muscles, de la courbature,
des douleurs plus ou moins vagues, quelquefois
des crampes; un peu plus tard, les mouvements
deviennent moins faciles et arrivent progressivement à être impossibles.

La période de déclin se subdivise comme la
précédente :

Le premier stade ou stade de paralysie n'est que
la continuation du stade d'anesthésie ; il dure au
plus deux minutes.

Pendant le stade d'hyperesthésie de retour, on
peut déjà exécuter quelques mouvements peu
étendus, les différentes sensibilités renaissent.

Au stade intermédiaire de retour, l'état normal
de la mobilité et de la sensibilité est revenu.

Le quatrième, très complexe, ressemble assez
au premier stade de la période d'augmentation.

Quelle conséquence tirer de là?

C'est que la compression, la pression, le pince-
ment, la friction, la vibration et tous les mouve-

ments imprimés rationnellement au système nerveux ont leur utilité thérapeutique.

Cela résulte, du reste, d'expériences entreprises
en Suède par d'autres médecins, par le grand Ling
d'abord, par MM. Georgii, Hartelius, Ling fils,
Nycander et Zander, l'inventeur du massage et
des mouvements passifs par la vapeur.

D'après ces médecins gymnastopathes, les névralgies générales des extrémités inférieures ont
été souvent guéries par des pressions sur les nerfs ;
plusieurs affections névralgiques dans les muscles
du dos, aussi bien que dans la peau et dans les
tissus ligamenteux de cette région, ont été traitées
avec succès par un mouvement de froissement
partiel de la peau ; les troubles de la circulation
et notamment les maladies du cœur sont traitées
journellement, et avec un succès étonnant, par le
massage et les mouvements passifs.

—

Nous employons nous-même depuis longtemps
le massage, sous toutes ses formes, dans la plupart
des affections nerveuses ; nous y ajoutons, avec
avantage, la douche tiède dans les cas d'excitation
provenant d'une exubérance manifeste ou d'une
répartition anormale des fluides nerveux ; la douche froide ou la douche écossaise, quand la cause
déterminante est l'anémie, mais ce traitement ne
donne que des résultats lents et passagers, si on
n'y joint le mouvement passif d'abord, le mouve-

ment actif ensuite à doses progressives, selon les
forces du malade.

Dans la chorée, par exemple, cette maladie affreuse que Marchal de Calvi a appelée : *folie des
muscles*, la guérison peut être obtenue presque
toujours par le massage seul, mais la cure est
lente ; tandis que si l'on ajoute au massage des
exercices rhythmés, combinés avec la douche
froide ou la douche tiède, selon le cas, on obtient
plus d'effet en trois mois qu'en douze mois de
massage sans Gymnastique.

—

Il s'agit, en un mot, dans les affections nerveuses qui ont pour cause l'affaiblissement de ce
système, de réveiller son énergie par des manipu-
lations habiles et des exercices proportionnés aux
forces du malade, qu'on fait suivre de la douche
froide très courte. Lorsque les nerfs sont, au
contraire, susceptibles et excitables par pléthore
ou manque de pondération, il faut les calmer par
un massage sédatif (grandes frictions douces pro-
longées sur la région rachidienne) et par l'exercice poussé jusqu'à la fatigue, c'est-à-dire par la
dérivation de la force nerveuse au profit du
système musculaire.

C'est en se basant sur ces principes qu'on est
arrivé à introduire la Gymnastique dans le traitement des aliénés. Des résultats remarquables ont
été obtenus dans tous les pays où ce système a été

suivi, tandis que partout où on a persévéré dans le système aussi absurde que barbare de la douche infligée sur la tête du patient, qu'on tient dans l'immobilité pendant et après l'opération (quelquefois durant des heures entières!), on rend les pauvres fous plus fous, et on leur occasionne d'atroces souffrances. C'est un fait bien connu, qu'une forte douche froide, appliquée verticalement sur le crâne, congestionne le cerveau, sans parler des maladies graves que peut déterminer le refroidissement provenant d'une longue immobilité après l'opération.

Les principales affections dans lesquelles le traitement dont nous venons de parler peut être employé presque toujours avec un succès certain sont : la gastralgie, la dyspepsie, la chorée, l'hystérie, l'épilepsie, l'asthme nerveux, la mélancolie, l'hypocondrie, la crampe d'écrivain, l'onanisme, la spermatorrhée, la paralysie progressive, l'hémiplégie et généralement toutes les affections qui accusent une faiblesse, un désordre ou un arrêt partiel des manifestations du système nerveux.

—

## CHAPITRE XIV

## LES FEMMES

Nous avons, aussi clairement et aussi simplement que nous l'avons pu, fait connaître la constitution du corps humain. Nous avons indiqué le vice de notre éducation, nous avons dit aussi le remède. Qu'on nous permette maintenant de jeter un coup d'œil sur les classes principales de la société et de les examiner rapidement au point de vue de la Gymnastique.

A tout seigneur, tout honneur.

Commençons par les femmes.

N'est-ce pas à elles, en effet, qu'est dévolue cette grande mission de reproduire notre espèce, et n'est-ce pas en elles surtout que nous devons chercher le secret de la régénération du genre humain?

—

Qui, d'entre nous, n'a senti son cœur ému d'une douloureuse pitié en voyant ces légions de jeunes ouvrières à l'aspect maladif, aux formes chétives et déviées, qui se rendent, le matin, dans ces casernes de femmes qu'on nomme des ateliers, pour n'en sortir que le soir, bien après le coucher du soleil, à la fois brisées et atrophiées par douze ou quatorze heures d'un travail où la tête est constamment penchée en avant, le corps immobile et replié sur lui-même.

Les maladies du sang, la constipation, la phthisie scrofuleuse, les palpitations, l'hystérie, etc., sont la suite nécessaire, inévitable, d'un tel genre de vie.

Les femmes qui travaillent dans les mines, dans les usines et les manufactures, entassées dans des locaux humides ou surchauffés, sont encore plus souvent et plus gravement atteintes que celles qui travaillent dans de simples ateliers ou chez elles.

—

La fille du riche est-elle plus heureuse? A la pension, où elle reste courbée des heures entières sur ses livres, et chez elle où, pendant des journées, elle est assise à son piano ou s'occupe de couture, de broderie, a-t-elle plus de mouvement? Pendant les récréations même, peut-elle s'ébattre en liberté, jouer et bondir tout à son aise?

Non, cela n'est pas *convenable!!!*

Devenues dames, ces pauvres chères créatures, auxquelles on a tout appris (excepté les notions les plus élémentaires de l'hygiène), entendent-elles mieux les besoins du corps? Elles sortent, il est vrai, elles vont dans le monde, mais les promenades en voiture, la danse, le théâtre, constituent-ils une somme de mouvement suffisante pour entretenir la santé et calmer des nerfs si impressionnables et si impressionnés par l'agitation de la vie parisienne?

—

Aussi, prenez la femme des villes aux deux extrémités de l'échelle sociale,

Examinez-la attentivement et vous constaterez, neuf fois sur dix, les symptômes morbides suivants :

Affaiblissement des muscles, altération de la forme, surexcitation de la vie sensitive, teint livide ou plombé, migraines, spasmes, évanouissements, palpitations, oppressions, etc.

Semblables à des plantes de serre chaude qui languissent et deviennent, par étiolement ou par maturation artificielle, incapables d'un développement complet, elles meurent, pour la plupart, sans avoir connu, un seul jour, l'épanouissement radieux de la vie.

—

Fait digne de remarque! Le chiffre de la mortalité parmi les femmes est beaucoup plus élevé proportionnellement que parmi les hommes, et ce qui est plus étonnant encore, c'est qu'on n'ait pas recherché plus sérieusement les causes d'un tel état de choses.

Le peu de mouvement, selon nous, doit en être considéré comme la raison principale.

Déjà, en 1780, le docteur Franck s'élevait contre l'éducation absurde de nos dames du monde.

« La femme, dit-il, élevée d'après ce que l'on appelle le bon goût, est une créature misérable et digne de pitié en comparaison de celle qu'élève la nature sans notre secours. La moindre chose lui cause des palpitations, de l'asthme, la fatigue et l'anéantit.

« Continuellement assise, sans mouvement par conséquent, la circulation ne se fait qu'aux endroits où le cœur fatigué veut la faire parvenir.

« La couleur cadavérique, que dans la ville on a décorée du nom de couleur distinguée, en est le résultat le plus immédiat. »

Le mal est plus grand qu'on ne le pense ; car ce n'est pas à elle seule que nuit la femme élevée ainsi, ses enfants en ont à souffrir autant qu'elle-même.

« Femmes, faites de la Gymnastique, non pour vous, mais pour nous, » disait Jean-Jacques Rousseau.

Faites de la Gymnastique pour vous et pour nous, leur dirons-nous à notre tour.

La quantité de mouvement que se donnent les femmes ne suffit pas pour activer chez elles la circulation, la nutrition, de façon qu'elles puissent nourrir convenablement leurs enfants.

Ce sang anémique, échauffé par des méthodes factices, pourrait-il donner une constitution saine, une force suffisante à ce petit être qui doit tenir tout de sa mère?

Loin de comprendre cela, nos femmes font leur possible pour réduire à rien la somme de mouvements auxquels elles sont, pour ainsi dire, obligées de se livrer.

Cependant toutes veulent la santé du corps; mais elles ne savent donc pas que vouloir la santé sans exercice c'est vouloir la vie sans air, le jour sans lumière, l'impossible enfin.

—

Il nous est arrivé souvent, frappé de la faiblesse et de l'aspect maladif de certaines femmes du monde, d'insister auprès d'elles avec toute l'énergie d'une conviction sincère, pour les décider à faire, chaque jour, à défaut de Gymnastique, une heure de promenade, à pied, au grand air.

Promener à pied, nous répond-on presque toujours, mais en été, c'est *éreintant*, et en hiver, le froid vous rend affreuse!

Dieu sait cependant quelles misères physiques atroces, quels troubles organiques lamentables se dissimulent sous cette coquetterie tout extérieure.

—

Les Grecs, encore en cela nos maîtres, avaient bien compris la nécessité de l'éducation corporelle pour la femme; à Sparte, elle se livrait, dans les gymnases, aux mêmes exercices que les hommes.

C'est la Gymnastique qui a créé cette race de femmes vaillantes qui disaient à leurs fils, en les

armant du bouclier : *Reviens dessus ou dessous.*
Les Romains des premiers temps suivaient une
méthode identique.

L'Allemagne, la Suisse, l'Angleterre surtout, se
sont inspirées de ces exemples :

« Mon enfant ne croît qu'une fois, disent les
Anglaises, elle a tout le temps d'apprendre. »

Elles lui défendent, par conséquent, ces positions contre nature que prennent nos filles, elles
en font des femmes et non des poupées.

Aussi quelle différence entre les jeunes miss et
nos jeunes Parisiennes.

Ici maladie, là-bas force et santé.

Et où sont les plus instruites?

Nous sommes trop galant pour faire la réponse.

—

Le mouvement, la Gymnastique, une Gymnastique douce, bien entendu, adaptée à ses forces
et à ses besoins, est aussi nécessaire à la femme
que l'air et l'espace à l'oiseau du ciel.

Sa constitution éminemment nerveuse réclame
impérieusement ce régime. Jusque vers l'âge de
dix ans, la jeune fille peut se livrer aux mêmes
jeux et suivre les mêmes exercices que les garçons. A cette époque, les sexes se distinguent
davantage. Les formes de la femme sont, à l'exception des hanches et des seins, plus petites,
plus tendres, plus molles que les formes mascu-
culines ; les os sont moins gros et moins durs et
le squelette présente beaucoup moins de rugosités.

La plus grande largeur, pour l'homme, se présente dans la région des épaules ; pour la femme c'est dans celle du bassin. Chez elle prédomine la forme ronde ; chez l'homme c'est la forme angulaire. Regardez le bras, comme il est plus arrondi, plus lisse, plus uni ! La jambe aussi est plus ronde et plus charnue que celle de l'homme.

La colonne vertébrale est plus courbée que dans l'autre sexe. Le dos présente d'ordinaire une légère rondeur. Les épaules sont moins étendues, les muscles moins rouges, moins compacts que les nôtres, excepté dans la région du bassin, où se trouvent des muscles puissants, vigoureux, virils pour ainsi dire.

———

Nous n'avons pas l'intention de poursuivre ici davantage cette étude. Il nous faudrait un volume pour parler convenablement de ce sujet. Mais nous croyons en avoir assez dit pour faire comprendre que les femmes ont besoin d'une Gymnastique tant soit peu différente de celle des hommes.

Répétons-le une fois encore : on peut être femme du monde sans avoir une constitution de papier mâché. On peut être femme d'esprit sans être frêle et maladive ; on peut être jolie à ravir sans avoir la pâleur morbide d'une poitrinaire.

Une femme belle est deux fois belle lorsqu'elle est bien portante.

———

Epouse et mère : telles sont les destinées de la

9.

femme. Destinées nobles et auxquelles elle doit savoir faire les plus grands sacrifices.

Faites donc de l'exercice, mesdames, dans l'intérêt de votre beauté et de votre grâce, autant au moins que dans celui de votre santé et de la beauté de votre descendance. Et ne croyez pas, comme certains ignorants vous le disent, que la Gymnastique, telle que nous vous la conseillons, vous fera de grandes mains et de grands pieds. Vous n'aurez jamais que les extrémités que la nature vous a destinées, avec cette différence, au contraire, que vos attaches étant plus fermes, vos mollets et vos avant-bras plus charnus, vos extrémités paraîtront moins lourdes, votre démarche et vos mouvements seront plus gracieux.

Vous aurez beau résister, vous ferez de la Gymnastique! Peut-être pas aujourd'hui, peut-être pas demain, ni dans huit jours, ni dans un mois, mais vous en ferez, car l'avenir de l'humanité en dépend; et le jour n'est pas éloigné où les législateurs l'imposeront obligatoirement à vos filles comme ils l'ont imposée à vos garçons.

—

## CHAPITRE XV

# LES ARTISANS

Quand nous demandons à hauts cris l'exercice, la Gymnastique, nous ne voulons pas dire par là qu'on doive s'exercer au hasard, sans méthode.

On comprend combien peut être pernicieux, entre des mains ignorantes et malhabiles, un art qui tient à sa disposition des moyens tellement puissants, que leur influence peut se transmettre jusqu'aux parties les plus profondes de l'organisme, et que leur intensité peut varier depuis le degré le plus faible jusqu'à celui qui produit les perturbations les plus redoutables dans l'économie.

Donc si les exercices sont utiles, les abus sont mauvais ; mais c'est là une question importante que nous ne pouvons développer ici et qui trouvera sa place dans un travail spécial.

Nous nous occuperons seulement des personnes qui exercent à l'excès et exclusivement une ou plusieurs parties de leurs corps.

—

Combien ne rencontrez-vous pas de gens qui vous disent, si vous leur conseillez la Gymnastique : « Du mouvement? j'en fais bien assez, Dieu merci! mes jambes ne s'exercent que trop. »

Mais, malheureux, si vos jambes s'exercent suffisamment, vos bras en sont-ils plus forts? Votre poitrine en est-elle plus développée? Les muscles de vos reins en sont-ils plus souples et plus résistants? Non! mille fois non! Bien au contraire. Si vous voulez jeter avec moi un coup d'œil rapide sur diverses professions qui exercent toutes beaucoup trop un des membres, ou une seule partie de l'être, vous verrez combien est grande votre erreur.

—

Le boucher offre un exemple remarquable d'exercices mal combinés, d'activité insuffisante. Plongé dans un milieu chargé de particules nutritives qui vont, aspirées par tous les pores de la surface, s'élaborer, s'assimiler, il prend un développement considérable, surtout dans les parties moyennes et supérieures. Qu'en résulte-t-il? Des congestions sanguines, des apoplexies pulmonaires, etc. Donnez au boucher vingt fois plus d'activité, alors il n'est pas douteux qu'il acquerra, dans des proportions colossales, des formes et une santé normales.

Les personnes riches, bien nourries, sédentaires, qui font de la promenade en voiture un fréquent usage, subissent inévitablement les effets

combinés de la trop grande alimentation du boucher et de l'incomplète activité du cocher, dont
tous les viscères se développent outre mesure.
Résultat : obésité, obstruction du foie, de la rate,
gravelle, asthme, goutte, etc.

—

Le maître de danse a les jambes énormes ; mais
les bras sont grêles, la poitrine étroite et maladive.

Les maîtres d'escrime et les élèves qui fréquentent la salle avec assiduité ont la hanche droite
creusée en dedans et le côté gauche beaucoup
moins développé que l'autre, à moins qu'ils ne
fassent des armes alternativement de chaque
main.

Le portefaix a les bras musculeux, les épaules
larges, bombées, mais les jambes sont raides, la
poitrine creusée et les reins comme ankylosés. Il
est également sujet à la phthisie.

Le forgeron, le serrurier sont dans le même
cas : Développement anormal de l'épaule et du
bras droits ; bras et épaules gauches atrophiés, —
phthisie accompagnée de varices et d'ulcères aux
jambes.

On reconnaît à première vue un cordonnier, un
tailleur.

Autant d'industries, autant de difformités, de
maladies spéciales.

Le relieur n'a pas les infirmités du tisserand,
le tisserand n'a pas celles du charpentier ; mais
chacun d'eux a la sienne inévitablement, et le

laboureur lui-même, malgré sa vie simple, frugale, en plein air et en plein soleil, n'est pas exempt de la voussure et, à un certain âge, de l'ankylose des reins, par suite de la position du corps constamment incliné sur la charrue.

Nous avons à notre appui un témoin qui fait autorité dans la matière : c'est la théorie militaire, qui, dans la première partie de l'*Ecole du soldat,* s'exprime en ces termes sur la tenue des campagnards :

« L'instructeur observera que la plupart des recrues ont la mauvaise habitude de baisser une épaule, de creuser un côté ou d'avancer une hanche, surtout la hanche gauche : il devra s'attacher à corriger ces défauts. »

Plus loin, en parlant de la nécessité d'effacer les épaules, la théorie, ce compendium de trois siècles d'expérience, justifie ainsi cette exigence :

« Parce que si l'homme avait les épaules en avant, le dos voûté, *ce qui est le défaut ordinaire des hommes de la campagne,* il ne pourrait, etc., etc. »

Ce serait vraiment une étude curieuse que celle des maladies engendrées par chaque profession, et les médecins des hôpitaux pourraient faire sur ce sujet des observations très intéressantes.

—

La parfaite santé, nous ne nous lasserons pas de le dire, consiste dans l'harmonie de toutes les parties du corps, et comment cette santé subsisterait-elle si cette harmonie est rompue?

Il y a chez l'homme, comme chez tous les animaux, une symétrie anatomique et une aptitude à réparer les pertes de substance tout aussi grande qu'à se débarrasser de son superflu en vue de la forme idéale et parfaite.

Il est un moyen facile de se rendre compte de ce fait.

C'est, avant de commencer les exercices, de mesurer au centimètre les parties saillantes : biceps, mollets, cuisses, ventre et poitrine. (La poitrine se mesure au sommet de l'inspiration et au sommet de l'expiration ; l'écart donne la quantité de dilatation.)

Ces cinq mensurations faites, on examinera, au moyen du dynamomètre, la pression de la main droite, celle de la main gauche, la traction des muscles de la poitrine, la force des reins, et on additionnera les quatre quantités fournies par cette expérience.

Trois mois après, on fera un nouvel examen comparatif. On pourra ainsi constater de combien aura diminué le volume abdominal et de combien celui des muscles aura augmenté. On pourra enfin juger de l'augmentation de force obtenue par l'exercice.

———

Que les forgerons, les serruriers, etc., tous les

gens enfin qui font un travail manuel ne se croient donc pas dispensés de la Gymnastique.

La minime cotisation mensuelle des Sociétés de Gymnastique n'égale pas le quart de la dépense du cabaret, sans compter tout le profit qu'en pourrait retirer l'ouvrier pour sa santé, son intelligence et ses mœurs.

Et ce que nous conseillons à ceux dont le travail exige des efforts musculaires considérables, nous le prescrivons de même, et bien plus encore, à ceux qui se livrent à un travail sédentaire.

Qu'ils écoutent bien, ces hommes! Sur cent tailleurs, à peine quatre atteignent un âge avancé.

D'où cela vient-il?

Nous allons vous le dire.

—

Courbés quatorze heures par jour sur leur ouvrage, leur respiration s'exécute d'une manière imparfaite, leur cage thoracique se rétrécit, les poumons s'atrophient, le jeu régulier du cœur se trouve entravé, et ils sont conduits peu à peu à la maladie, à une maladie terrible, incurable, à la phthisie.

Peu y échappent, et ceux qui, doués d'une constitution extraordinaire, parviennent à se soustraire aux griffes de la mort, traînent le reste de leur vie dans le marasme et la souffrance : *Ils n'en meurent pas tous, mais tous en sont frappés*, peut-on dire avec le fabuliste.

En un mot, si l'absence complète d'exercice est

nuisible, dangereuse, le mouvement localisé ne l'est pas moins ; il l'est peut-être davantage, car avec l'activité localisée, il y a danger de maladie et pour l'*organe travaillant et pour l'organe en repos.*

—

Puisque le *gouvernement* paraît disposé à vouloir donner aux Parisiens tout le confortable que le progrès des sciences et des arts peut nous offrir, qu'il établisse donc, dans la plus belle ville du monde civilisé, quelques grands Gymnases, où les élèves des écoles communales soient admis successivement pendant toute la journée, et les ouvriers le soir et le dimanche.

Que la jeunesse puisse y entrer comme elle a le droit d'entrer à l'église, et même sans payer les chaises.

Et les cabarets seront bientôt moins fréquentés, et la race ouvrière, épurée et embellie par la pratique des exercices du corps, dépensera là, sans faire de mal à personne, l'excédant de sa force nerveuse.

—

## CHAPITRE XVI

## LES HOMMES DE LETTRES

Il est une classe de travailleurs qui, à plus d'un titre, mérite notre attention particulière. Ce sont les bureaucrates et les gens de lettres.

Chez ces derniers surtout, c'est sur le système nerveux que doit s'exercer l'action gymnastique.

« On peut, dit le D<sup>r</sup> Michel Lévy, combattre les prédominances variées du système nerveux par l'exercice. En effet, d'après les phrénologistes, les exercices actifs musculaires laissent dans le repos les parties du cerveau qui correspondent aux facultés intellectuelles. »

Une des lois principales de notre organisme, la loi qui veut l'harmonie entre le repos et le mouvement, se trouve, par là, satisfaite.

« Il en résulte, ajoute le savant hygiéniste, qu'un exercice convenable ranime la faculté de perception, perfectionne les sécrétions, réveille l'imagination engourdie et rend à la pensée sa force et son élan. »

—

Les anciens, comme nous avons pu le constater, beaucoup plus sages en ceci que nous, Français du dix-neuvième siècle, tenaient grand compte de ce principe.

Cicéron vante la facilité avec laquelle on travaille après un exercice convenable.

Les péripatéticiens donnaient leurs leçons en se promenant.

Aujourd'hui, dans nos écoles, les enfants sont écrasés par l'immobilité et le manque d'espace ; leur labeur est excessif, leurs récréations insuffisantes; celui qui bouge à l'étude, dit un mot au réfectoire, s'écarte du rang par un de ces bonds particuliers à tous les jeunes animaux, celui-là est puni, et s'il se permet une explication, on double les *heures*; de telle sorte que cet enfant, qui est coupable seulement de trop d'exubérance et qui aurait par conséquent, plus qu'un autre, besoin de mouvement, subit, aux jours de sortie, des retenues qui le privent de tout exercice.

O éducation cruelle ! ô déplorable erreur !

—

Mais nous avons traité ailleurs cette si intéressante question des enfants, revenons aux hommes.

Messieurs les écrivains, messieurs les bureaucrates, vous tous qui vous livrez à des travaux sédentaires, comment vivez-vous?

Vous déjeunez le plus souvent à midi et dînez à six heures. Dans l'intervalle aucun exercice.

Et vous voulez que votre corps puisse loger ces deux repas?

Mais vous demandez l'impossible.

Si encore vous étiez sobres! Mais avec notre raffinement culinaire, le nombre toujours croissant des dîners en ville et la carte insensée de ces dîners, la sobriété des plus résolus n'est jamais que relative.

Le corps de tout être vivant est, nous l'avons dit, comme une hôtellerie bien organisée qui ne peut, sous peine d'inconvénients de toutes sortes, recevoir plus d'un certain nombre de voyageurs dans la même journée.

Donc, si vous avez la prétention de loger votre second repas avant d'avoir laissé au premier le temps d'être digéré, l'intendant de l'hôtel dira à tous les voyageurs qui se présenteront : Passez outre, je n'ai pas une seule chambre, un seul petit cabinet vide.

Persistez-vous, malgré les sages avis de votre intendant, à enfermer dans votre demeure plus de locataires que vous ne pouvez en loger? Prenez garde.

La place n'étant pas assez grande, on se heurte, on se pousse, on s'étouffe. Les factionnaires, qui veillent à chaque porte dans l'intérieur de votre palais, ne peuvent plus exécuter la consigne. Le malaise, le désordre sont partout.

—

Vous envoyez chercher le médecin. Le médecin envoie chercher une purgation, un vomitif, etc. C'est absolument comme pour une dispute de cabaret. Le commissaire de police arrive avec la garde, et l'on entraîne de force et les anciens et les nouveaux locataires, ceux qui ont raison et ceux qui ont tort.

Si les locataires et les piliers de cabarets sortaient sans faire de dégâts, le mal serait peut-être supportable, mais quels ravages ! Voyez ce qui arrive :

L'un, obstiné, pour se retenir, casse les vitres ; l'autre, dans sa colère, arrache avec ses ongles les papiers des murs. Un troisième renverse tout ce qui se trouve sur son passage. Dans huit jours, le mal ne sera pas réparé.

Pourquoi tout ce dégât?

C'est parce que vous n'avez pas voulu suivre les conseils de la sagesse ; vous n'avez pas voulu faire l'exercice nécessaire pour vous débarrasser des locataires que les lois de Dieu avaient mis à la réforme.

—

Nous ne saurions trop le répéter, l'exercice facilite l'élaboration et l'assimilation des aliments ; il chasse loin de nous les molécules vieillies, ces éléments éternels des maladies ; il donne un libre passage au sang nouveau chargé de réparer les pertes que la nature nous fait subir incessamment ; il ramène, en un mot, aux lois de la vie normale les actes assimilateurs, sécréteurs et excréteurs, qui ne peuvent déroger à ces lois qu'au détriment de la santé.

Agissez donc, suez à grosses gouttes, s'il le faut. Forcez les ennemis de votre santé, de votre gaieté à déguerpir, et vous aurez de la place pour loger les nouveaux venus, qui ne peuvent se caser que lorsque les autres seront partis.

En agissant ainsi, vous trouverez délicieux tous les mets qu'on vous servira, et comme les enfants, ces chers petits êtres qui digèrent sans s'en douter et s'endorment en souriant, vous ferez un bon dîner et passerez une excellente nuit.

—

Nous avons souvent et longuement parlé de la merveilleuse influence de l'exercice physique sur l'intelligence et le moral des enfants (1).

Cette influence se manifeste d'une façon tout aussi remarquable chez l'homme fait.

Examinez attentivement un orateur à la tribune, un avocat à la barre, un officier à la tête de son peloton, un artiste à sa besogne, un écrivain au travail, un négociant à ses affaires. Si vous les voyez le corps dispos, l'œil vif, l'allure vaillante, le geste assuré, respirant aisément, agissant avec entrain, ne se lassant pas et supportant sans défaillance un long effort, une ten-

---

(1) *La Santé par la Gymnastique.* L. Hachette éditeur. *La Gymnastique obligatoire.*　　id.　　id.

sion d'esprit soutenue, soyez assuré qu'une Gymnastique intelligente ou des habitudes d'activité physique bien comprises ont préparé et entretiennent cet heureux épanouissement de la pensée et de la santé.

« C'est par les exercices gymnastiques, dit Plutarque, que Cicéron, qui était né avec une poitrine faible et maladive, se fortifia et devint capable de ces grands et nombreux combats qui l'illustrèrent à la tribune. »

Donc, à mérite égal, le gymnaste triomphera en tout et partout, et dans ce sens on peu dire justement :

La raison du plus fort est toujours la meilleure.

—

Il est facile de constater que les personnes adonnées, par profession ou par goût, à un exercice exigeant une dépense régulière de force et de souplesse, sont exemptes, jusqu'à leur extrême vieillesse, des infirmités et des malaises si communs dans le cours d'une vie sédentaire. Les écuyers, les chasseurs et la plupart des professeurs ou amateurs de Gymnastique peuvent, sans fatigue, continuer à pratiquer leurs exercices habituels bien après l'âge où les fonctionnaires civils et militaires, les titulaires de charges et les négociants sont dans l'obligation de prendre leur retraite. On les cite pour leur bonne humeur, leur appétit soutenu, leur bonté d'âme et leur empressement à rendre service.

Tout cela est parfaitement logique ; l'homme inquiet devient égoïste et insupportable. Or, de toutes les inquiétudes, celle qu'inspire une santé chancelante est la plus pernicieuse.

Se bien porter est donc la première condition pour être heureux ici-bas et aussi pour contenter les autres.

—

Qui de nous n'a été frappé de la quantité de maladies nerveuses, sévissant sur les gens de lettres et sur les personnes que leurs occupations astreignent à un travail intellectuel, assis dans leur cabinet ou dans un bureau? L'inaction du corps, jointe à la contention de l'esprit et à l'air vicié de la pièce dans laquelle on est constamment enfermé, produit dans tout le système nerveux une surexcitation douloureuse qui confine infailliblement au ramollissement ou à l'apoplexie. La plupart de ces victimes de l'immobilité peuvent dire comme le chien de la fable :

> Le collier dont je suis attaché
> De ce que vous voyez est peut-être la cause.

—

Il est certain que l'absence de mouvement et la surexcitation du cerveau, lorsqu'elles ne sont pas compensées par des bains de grand air largement administrés, prédisposent à tous les accidents névralgiques. Aussi les mieux avisés se logent le plus loin possible du lieu où les appelle leur besogne quotidienne, afin de s'imposer matin et soir une promenade salutaire.

Mais cette précaution n'est qu'un demi-moyen ; qu'ils consultent le bon sens, l'expérience et leur médecin, ils reconnaîtront qu'une demi-heure de Gymnastique suivie d'une friction ou d'une douche bien administrée, avant ou après le travail quotidien, les garantirait de toute atteinte morbide, presque toutes les maladies chroniques provenant du manque d'équilibre entre le cerveau et les organes appelés à le servir.

Ne séparons donc pas la culture de l'esprit de celle du corps ; car elles se prêtent une mutuelle assistance. *Un savant débile est au même titre incomplet qu'un ignorant hercule*, ou comme dit Rousseau : deux chevaux étant attelés à une même voiture, l'un ne peut pas marcher sans l'autre.

—

Depuis plusieurs années, nous nous occupons avec une conviction profonde, une foi que rien ne saurait ébranler, de la propagation de la Gymnastique en France. Le tempérament essentiellement nerveux des Français, l'existence fiévreuse des habitants de nos grandes villes, et particulièrement celle des Parisiens, nous paraissent, dans un temps plus proche qu'on ne pourrait le croire, devoir trouver leur seul contre-poids dans la pratique des exercices hygiéniques. En Allemagne, en Angleterre, en Suisse, en Suède, cette pratique est générale.

En Autriche, en Belgique, en Russie on y arrive et à grands pas.

Pourquoi resterions-nous en arrière, nous qui en avons le plus grand besoin ?

—

Certes, et pourquoi ne l'avouerions-nous pas ? Nous avons rencontré bien souvent de l'indifférence, presque du dédain pour cet art que nous croyons si utile au bonheur de nos semblables. Bien des gens préfèrent encore l'étude du sport équestre à celle du sport humain. Il est vrai que l'un déforme les chevaux, tandis que l'autre a pour but de restaurer les hommes.

Nous ne nous sommes pas lassé, et nous avons bien fait. Des adhésions, des encouragements dont nous pourrions nous enorgueillir, nous sont arrivés de toutes parts, et nous ne savons si nous nous abusons, mais il semble que, sur ce point comme sur tant d'autres, on revient à la haute sagesse de l'antiquité, mouvement timide et partiel, mais qui tend incessamment à se compléter et à se généraliser.

—

## CHAPITRE XVII

## LA GYMNASTIQUE RAISONNÉE

Nous avons déjà dit ailleurs (1) que, pour faire de la bonne Gymnastique, de même que pour faire de la bonne médecine, il faut individualiser, c'est-à-dire appliquer à chacun les principes qui conviennent à son âge, à son sexe et à son tempérament.

L'adolescence, disions-nous aussi, est l'époque à laquelle les exercices du corps sont le plus utiles, ils servent alors à l'éducation des sens et à celle du système locomoteur.

A l'époque de la puberté, ils ont pour effet de répartir sur tous les muscles la sève exubérante qui tend à se concentrer vers les organes de la génération, et à prévenir les habitudes que l'excès de sensibilité de ces organes détermine trop souvent. Ni la morale, ni les menaces, ni les châtiments, ni les entraves, ne peuvent combattre ces

---

(1) *La Santé par la Gymnastique* (Hachette).

10.

funestes tendances. C'est dans la fatigue des membres et une violente excitation musculaire, qu'on
trouve les seuls moyens de les prévenir ou de les
détruire.

—

Dans l'âge adulte, la Gymnastique est encore
utile, afin de maintenir l'équilibre entre toutes
les parties de l'organisme et d'éviter les concen-
trations vitales qui pourraient avoir lieu vers les
viscères ; elles l'est surtout pour ceux qui se
livrent à des occupations sédentaires, pour les
hommes de lettres, de science, de cabinet.

Enfin l'exercice, un exercice modéré, convient
également aux vieillards. La Gymnastique alors
rend le jeu des organes plus facile et sollicite
l'action des fibres dont la sensibilité est émoussée.

—

On le voit, les avantages de l'exercice sont
extrèmes, mais les abus ne le sont pas moins, et
nous pensons bien faire, en indiquant comment
nous entendons la Gymnastique et les différents
modes qui nous paraissent devoir être adoptés,
selon les diverses conditions que nous venons
d'exposer.

La Gymnastique n'est pas, comme on l'entend
trop généralement encore, le trapèze et toujours
le trapèze ; elle ne signifie pas à l'état permanent
les barres, les perches et quelques autres travaux
qui, dans certaines imaginations, ou malveillantes

ou ignorantes, la font confondre avec l'école de
l'acrobate ou de l'athlète.

Il y a dans la Gymnastique un peu de tout cela,
mais il y a plus.

Il y a une gradation de mouvements qui procède
de la science, et qui est le résultat d'études sérieuses ; il y a enfin une intarissable variété d'attitudes et d'exercices dont chacun doit avoir son
but spécial et calculé.

—

L'enfant est une cire molle qu'on peut étendre
en tous sens ; seulement si la tension exercée était
excessive, la cire se désagrégerait et le but serait
désastreusement dépassé. Donc il faut simplement
s'étudier à assouplir et à développer ce corps, en
mettant la plus grande sobriété dans le choix des
moyens qu'on emploie. Que pour rien au monde
on ne songe, dans ce premier âge, c'est-à-dire
jusqu'à dix ou douze ans, aux travaux de force
proprement dits ; la croissance pourrait s'en trouver modifiée et aussi le caractère de l'enfant. Ce
qu'il faut, c'est faire et non surfaire ni défaire.

—

L'adolescent a besoin de toutes les initiations
corporelles. Pour régulariser et étendre le jeu de
ses poumons, il lui faut la course sagement pro-
portionnée à son organisme, et des exercices
donnant à la poitrine toute l'ampleur dont elle est
susceptible. Pour qu'il puisse un jour échapper à
tout danger matériel, pour qu'il apprenne à fran-

chir un fossé, à se réfugier sur les branches d'un arbre, à s'élancer des hauteurs d'une maison embrasée, à combattre un incendie, à traverser un cours d'eau à la nage, à descendre d'une voiture lancée au galop, il faut qu'il cultive tous les exercices d'élan. Il faut qu'il apprenne à calculer avant d'agir, et, une fois la décision prise, à l'exécuter résolûment. Il faut qu'il apprenne à marcher sur les échelles et les poutres mobiles, à se suspendre et à grimper aux perches et aux cordes lisses; bref, qu'il se livre à tous les exercices aptes à développer l'agilité, le courage, la confiance, le sang-froid et la résolution.

—

La femme, qui est un grand et admirable enfant, commande la même sollicitude et la même délicatesse que l'enfant lui-même. Comme le frêle arbuste qui résiste à l'ouragan mieux que le chêne séculaire, il faut qu'en conservant les formes et les grâces spéciales à son sexe, elle acquière toute l'énergie qui lui sera nécessaire un jour pour concevoir et enfanter sans danger. Il faut à la femme des mouvements moelleux, les inflexions douces qui rendent ses membres souples en développant sa poitrine et en fortifiant ses reins. Constituons, en un mot, un être relativement fort, fort dans la limite du possible et de ses besoins; donnons à son organisation toute la force et toute la souplesse qu'elle est susceptible d'obtenir, sans détruire la beauté de ses formes, mais gardons-nous bien de fabriquer des femmes hercules.

Pour les hommes d'âge mûr, il faut proscrire les exercices violents, employer des instruments ou des poids toujours inférieurs à la force acquise et avoir recours presque exclusivement à des mouvements lents et progressifs, ayant surtout pour but d'obtenir la souplesse du corps et de prévenir toutes congestions viscérales.

—

On nous demande souvent ce que nous pensons de la Gymnastique de chambre, c'est-à-dire de la Gymnastique pratiquée chez soi, d'une façon toute instinctive et sans méthode bien arrêtée.

Voici notre réponse :

La Gymnastique de chambre nous paraît, pour les gens d'âge mûr, c'est-à-dire pour les gens assez raisonnables pour ne rien tenter de violent ni de périlleux, un million de fois préférable à l'absence complète de Gymnastique.

Mais qu'on y prenne garde !

De même que la douche ne saurait convenir à toutes les organisations et qu'il faut savoir en modifier la température, la forme et la durée selon chaque nature qu'on veut améliorer, chaque affection qu'on veut guérir, de même aussi la Gymnastique, si elle est pratiquée au point de vue de l'éducation, doit être combinée d'après l'âge et le sexe ; si c'est l'hygiène seule qui procède à son action, on doit consulter d'abord ces deux points, et de plus le tempérament et les occupations habituelles du sujet. Si on se place au point de vue thérapeutique, on doit tenir compte de toutes ces choses et plus particulièrement de l'état des forces du malade, de l'origine et de la nature de sa maladie.

—

En effet, tel exercice, on ne peut plus salutaire a un jeune homme, pourrait être contraire à un homme d'âge mûr, et dangereux pour un valétudinaire.

C'est sur ce point précisément que doit se porter la vigilance, c'est sur la solution de cette difficulté que doivent converger tous les efforts et toutes les études du spécialiste, et c'est aussi le motif qui nous fait envisager avec une certaine appréhension la Gymnastique de chambre. Ne procédant ni par voie de raisonnement ni de comparaison, on a si vite fait de se fourvoyer et de se livrer à tel travail, tandis que c'est tel autre qu'il conviendrait d'adopter ! Cet inconvénient disparaît dans un Gymnase, où chaque mouvement n'est, ou pour mieux dire, ne devrait être ordonné par le professeur qu'après une étude approfondie des conséquences qu'il doit amener, comme aussi des forces auxquelles il est emprunté.

Les muscles, les nerfs, les organes, tout dans notre économie animale est solidaire : il est donc de la plus haute importance de ne point confondre les causes et les effets dans le service qu'on

demande à chacun d'eux. De là notre crainte de
la Gymnastique de chambre et notre préférence
pour celle dirigée par des professeurs compétents.

—

Donc, pour que le moral ressente la douce
satisfaction qui doit, et c'est essentiel, découler de
cette récréation hygiénique; pour que le physique y trouve tout le développement qui lui est
nécessaire ; pour que l'appauvrissement anémique
de certaines constitutions se modifie au contact
d'autres tempéraments plus heureusement doués;
pour que les esprits portés vers l'hypocondrie
puissent enfin entrer dans un ordre d'idées plus
riantes ; pour que tout cela se fasse et se fasse
bien, nous préférons à la Gymnastique de chambre
l'établissement public qui égaie, la société qui
stimule et le commandement qui entraîne; à
la simplicité des appareils privés, nous préférons la multiplicité des appareils d'une maison
spéciale. A l'espace étroit et limité, un champ
vaste et largement aéré ; à la mesquinerie, le
comfort, et, s'il faut tout dire enfin, à l'ignorance qui tâtonne, le savoir qui s'affirme et sait
diriger.

Il y a entre les exercices partiels faits chez soi,
avec un outillage restreint, et les leçons suivies
dans un bon Gymnase, la différence qui existe
entre l'usage des eaux thermales prises en petites

doses à domicile, et la cure à la source même
avec tous ses accessoires.

—

Voulant néanmoins répondre à un désir qui
nous a été souvent exprimé, nous donnons ici
une méthode qui permettra à chacun de faire,
d'une façon utile et rationnelle, des exercices de
Gymnastique chez soi.

Pour tout instrument, la nature d'abord, c'est-
à-dire le corps lui-même qu'il s'agit de développer et d'entretenir dans un état de santé parfaite, puis une paire d'haltères de 3 à 6 kilos (les
deux) pour les enfants, de 8 à 16 kilos pour les
adultes, une barre à sphères en bois pour les
premiers et une barre à sphères en fer correspondant au poids des haltères pour les seconds.

Une simple série de mouvements ; une gradation anatomique ; une succession d'efforts à la fois
doux et énergiques dont chacun a sa raison d'être,
son résultat prévu. Qu'on ne s'arrête point à l'ap-
parence insigniliante de certains mouvements ;
tous s'enchaînent et se complètent les uns par les
autres et sont combinés de façon à développer le
corps, à l'assouplir et à le fortifier rapidement.

—

Cette série graduelle convient à tous les âges et
aux deux sexes, à l'exception de quelques exercices qu'on trouvera annotés en conséquence. Elle
forme de plus une leçon d'*ensemble*, qui offre
aux instituteurs et aux institutrices ce double

avantage qu'elle permet d'exercer, sans instruments ou avec des instruments fort peu dispendieux, un grand nombre d'élèves à la fois. Une séance de vingt à vingt-cinq minutes suffit.

C'est tout ce que nous demandons, une demi-heure de Gymnastique par jour. Est-ce trop exiger des gens qui veulent se bien porter?

Avec notre méthode, l'instituteur peut se faire le professeur de Gymnastique de ses élèves; le père de famille celui de ses enfants; le goutteux, le rhumatisant, le diabétique, le névropathique, l'anémique, peuvent être leur propre médecin.

—

Cette série d'exercices constitue la première partie de notre leçon dite *du plancher* ou de pied ferme.

Pendant les premiers jours, on ne fera qu'une partie des exercices, les premiers et les plus simples d'abord ; et progressivement, c'est-à-dire au bout d'une quinzaine de jours, on arrivera facilement à les exécuter tous.

Les jeunes filles laisseront de côté les figures marquées d'un (*).

Les garçons, jusqu'à l'âge de douze ans, celles marquées d'un double (*.*).

Les hommes obèses et les vieillards, celles qui portent un triple (*.*).

Si l'on a peu de temps à consacrer aux exercices, mieux vaut, à notre avis, donner la préférence aux mouvements qui exercent la partie

11

supérieure du corps, la partie inférieure étant naturellement exercée par la marche, bien que celle-ci ne constitue qu'un exercice très incomplet de la partie inférieure du corps. Lorsqu'il y a cependant tendance à la congestion du cerveau, on exercera davantage les extrémités inférieures.

On trouvera dans la seconde partie de notre leçon des exercices plus énergiques, sous le titre de : *Exercices des haltères, barres à sphères, massues et gros haltères.*

—

Avis important :

Il n'est point indifférent de faire de la Gymnastique à telle heure ou à telle autre, et dans un costume quelconque.

L'homme doit, s'il porte des bretelles, les retirer et s'exercer par conséquent en bras de chemise, sans cravate, le bouton de son col défait. Le maillot tricoté en laine ou coton est préférable ; quant aux chaussures, celles sans talons sont les meilleures, parce qu'elles permettent au corps de se maintenir plus sûrement d'aplomb pendant les exercices.

La femme, pour pouvoir bien exécuter les mouvements, les mouvements des jambes surtout, doit se revêtir d'un costume dans le genre de celui qu'on emploie aux bains de mer : blouse, pantalon, ceinture souple, le tout très simple, de préférence en laine ou mérinos. (La toile est un peu froide.)

Les gens d'âge mûr, les rhumatisants, les nerveux, adopteront les cours du matin avant le second déjeuner, ou ceux du soir, avant dîner.

Les personnes obèses, les goutteux, les pléthoriques, suivront de préférence les cours du matin, à jeun.

Les lymphatiques, les anémiques, les diabétiques, la leçon qui précède le dîner.

En thèse générale, ne faire de Gymnastique que de telle sorte que la fin des exercices précède d'une heure environ le repas à venir, et qu'il y ait au moins trois heures d'écoulées depuis le repas précédent, afin de ne pas troubler la digestion.

Les enfants et les jeunes gens bien portants doivent cependant s'habituer à faire de la Gymnastique à toute heure, afin d'être toujours prêts à réaliser un effort et à supporter sans défaillance les épreuves que la vie pourrait leur réserver.

Après les exercices, surtout pour ceux qui font de l'hydrothérapie à la suite de leur séance, une promenade de quelques instants est excellenté. Les professeurs feront donc bien de terminer par des marches ou par le pas gymnastique; mais, en ce dernier cas, ils finiront la course par quelques tours de pas accéléré afin de ne pas passer, sans transition, d'un exercice assez vif au repos complet.

—

Il ne faut faire que ce que l'on peut ; tout exercice qui demanderait, de la part de certaines personnes d'un âge avancé ou gênées par l'obésité, des efforts trop considérables, doit être réservé et au besoin supprimé complétement. La Gymnastique, pour les gens d'âge mûr, doit être réparatrice et non accablante. A chacun donc, dans le début, de consulter les possibilités de sa conformation, son plus ou moins de souplesse et de force, son tempérament surtout, afin de pousser l'exercice jusqu'à l'entraînement, ou d'en faire simplement un moyen de reconstitution et d'équilibre.

Ne pas se préoccuper cependant des quelques inévitables courbatures que peut occasionner, pendant les premiers jours, cette série de mouvements variés. La courbature sera d'autant plus sensible que le sujet sera moins jeune et que son corps aura été moins exercé auparavant. Elle doit être considérée comme un phénomène naturel, nécessaire, indiquant le travail de rénovation qui s'accomplit dans l'organisme, travail analogue à cette crise d'excitation qu'on nomme la *poussée*, et qui se produit aux eaux thermales dès le début du traitement. Cependant, si la courbature persistait, accompagnée d'un mouvement de fièvre marqué, on fera bien de suspendre l'exercice pendant quelques jours.

—

La ceinture qui convient le mieux est la ceinture en laine ou en serge un peu corsée, s'enroulant deux ou trois fois autour du ventre, de façon à le maintenir sans le gêner ni le blesser. Cette ceinture convient également aux personnes des deux sexes. L'ancienne, dite ceinture de pompier, haute et raide comme une planche, comprime, dans les flexions du corps, les fausses côtes et l'estomac, entrave le mouvement et cause souvent une vive douleur.

Nous croyons superflu de recommander aux dames de supprimer le corset pendant le travail gymnastique.

# LEÇON DU PLANCHER

—

## FORMATION DES RANGS

Lorsqu'un professeur veut faire exécuter la première partie de notre leçon du plancher (exercices sans instruments) par un grand nombre d'élèves à la fois, il les place d'abord sur un seul rang, soit à droite, soit au milieu de la salle ou de la cour affectée aux exercices, la main gauche sur la hanche, afin que le bras soit tenu dans une position tout à fait latérale, point essentiel pour l'alignement, selon la nouvelle théorie.

Le professeur commande **fixe !**

Les élèves laissent tomber le bras gauche dans le rang.

—

Il les fait ensuite se numéroter de droite à gauche (1), les fait doubler sur deux ou quatre rangs et leur fait prendre enfin la *distance*, selon

_____

(1) Voir plus loin *École du Soldat sans armes :* Formation des rangs.

l'étendue et la configuration du local dont il dispose.

Les élèves ayant été, par exemple, placés sur quatre rangs dans le fond du Gymnase ou de la pièce affectée aux exercices, le professeur commande :

1er rang, *Six pas en avant.*

2e rang, *Quatre pas.*

3e rang, *Deux pas.*

**Marche !**

Lorsque le professeur prononce ce dernier mot, les trois premiers rangs s'ébranlent en même temps, en partant du pied gauche, pour venir se placer aux distances indiquées.

—

Si la division a été formée à droite, le professeur commande : *Sur la droite, prenez la grande distance, marche !*

Au commandement de : *Prenez la grande distance*, chaque élève, sauf ceux de la première file qui ne bougent pas, pose la main droite sur l'épaule gauche de son voisin.

Au commandement de *marche*, il se porte à gauche par de petits pas de côté, jusqu'à ce que le bras droit soit entièrement tendu, et il tourne la tête à droite.

—

Si la division se trouve placée au milieu de la salle, le professeur, qui aura eu soin de diviser les élèves de façon qu'ils soient en nombre impair dans chaque rang, commandera :

*Sur la file du milieu, à droite et à gauche, prenez la grande distance.*

**Marche!**

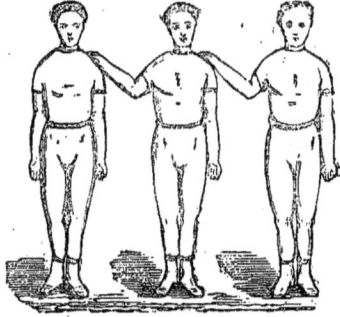

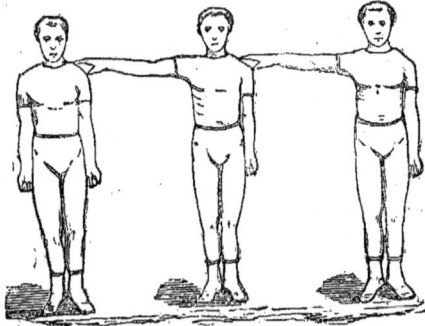

Au commandement de *marche*, s'il y a, par exemple, neuf numéros, le numéro 5 ne bouge pas, les numéros 1, 2, 3, 4, placent la main gau-

11.

che sur l'épaule droite de leur voisin de gauche et se portent à droite. Les numéros 6, 7, 8 et 9 placent la main droite sur l'épaule gauche de leur voisin de droite et se portent à gauche.

—

Lorsque le local est assez vaste pour permettre au professeur d'élargir les distances, ou lorsqu'il a à faire exécuter les exercices des barres à sphères et des massues, il commande :

*Sur la droite, prenez la double grande distance,* **marche !**

A ce commandement, les élèves, sauf ceux de la première file, se portent par de petits pas vers la gauche, en étendant latéralement les deux bras, jusqu'à ce que le bout de leurs doigts touche le bout des doigts de leurs voisins de droite et de gauche.

Mêmes principes pour la *double grande distance* sur la file du milieu.

—

Aussitôt les distances établies, les élèves des deuxième, troisième et quatrième rangs s'alignent vivement, par de petits pas de côté, sur leur correspondant du premier rang.

Le maître commande alors :

*Halte —* **fixe !**

Au mot : *fixe,* les élèves laissent tomber avec ensemble les mains bien ouvertes sur les cuisses, et ils demeurent immobiles, l'œil fixé sur le professeur.

—

Après avoir rectifié l'alignement, s'il y a lieu, ce dernier se place à une distance de quelques mètres, de façon à être vu par tous ses élèves pendant l'exécution des mouvements du plancher.

Le commandement doit en être énergique, mais pas trop bref, la voix plutôt un peu chantante, afin d'accompagner l'exercice dans son entier développement.

Le maître exécutera lui-même chaque mouvement une fois au moins, et tout en poursuivant son commandement, il se portera à droite et à gauche, afin de s'assurer si l'exercice a été bien compris et de le redresser s'il y a lieu. Toutefois, il ne devra pas, pour un élève en défaut, suspendre le mouvement ou le recommencer ; mais, en principe, un exercice mal exécuté doit être répété.

—

Lorsque le nombre des élèves est trop considérable pour que le professeur puisse les voir tous et être vu de tous, il choisit un ou plusieurs d'entre eux, les plus capables, bien entendu, et les charge de surveiller avec lui l'exécution des mouvements.

Il doit s'attacher, d'une façon toute particulière, à la simultanéité parfaite dans l'exécution, non pas seulement au point de vue de l'effet, mais parce que les natures nerveuses, fébriles, seront

ainsi obligées de modérer la vitesse de leur élan ;
les natures lourdes, lymphatiques, entraînées au
contraire à un effort plus rapide et plus énergique. Exécutés avec ordre et discipline, les
mouvements du plancher et les courses réglées
sont, pour la jeunesse, la meilleure initiation aux
exercices militaires et à la vie même du soldat,
aujourd'hui obligatoires pour tous.

Le professeur doit enfin tenir compte de l'âge
des élèves et les diviser en deux ou trois caté-
gories, selon leur nombre, afin de les exercer
graduellement et de procéder toujours du simple
au composé. Ainsi, pour les plus· jeunes, des
mouvements simples, décomposés, par conséquent cadence très lente ; pour les moyens,
mêmes mouvements sans les décomposer, cadence
modérée, on peut y ajouter quelques mouvements
composés ; pour les grands, préparés déjà à tous
les degrés précédents, mouvements composés,
cadence vive, énergique, virile.

Pendant les intervalles de repos que le professeur trouvera bon d'accorder à ses élèves, il fera
bien de leur parler de la structure du corps, de
ses différentes parties, de leur disposition si intéressante, de leur merveilleuse harmonie et de
l'influence de l'exercice sur leur développement.
Il pourra en même temps leur donner les premières notions d'ostéologie et de myologie, leur
apprendre et leur faire répéter le nom des orga-

nes et leurs diverses fonctions (1). Il démontrera
enfin à ses élèves l'avantage immense qu'ils trouveront dans la vie à être forts et agiles, adroits et
résolus, et les services que la possession de ces
qualités leur permettra de rendre plus tard à
leurs semblables et à eux-mêmes.

Qu'il nous soit permis, en terminant ce chapitre, de déplorer l'abandon des jeux publics.
Dans les collèges, au-dessus de douze ans, les
élèves ne jouent plus; dans nos jardins publics, on
n'assiste que rarement aujourd'hui à ces belles
parties de barres après lesquelles les enfants du
peuple rentraient chez eux exténués, mais joyeux
et calmes, assurés d'un sommeil paisible et réparateur.

Dans nos casernes, même abandon. La salle
d'escrime est presque délaissée, la Gymnastique à
peine enseignée (en revanche, de la théorie jusqu'à l'abrutissement). Qu'on regarde donc ce qui
se passe chez nos voisins; pour les soldats de
toute arme, les exercices gymnastiques passent
avant tout. Aussi les Allemands parviennent-ils à
faire, de leurs recrues lymphatiques, des soldats
de fer.

Certes, ce n'est pas en vue de la guerre que
nous préconisons la Gymnastique dans l'armée, la

---

(1) Voir à la fin du volume.

guerre nous fait horreur ! Mais c'est dans l'armée
que se trouve la portion la plus vivante, la plus
saine de la nation, l'avenir immédiat du pays ;
négliger plus longtemps cette partie de l'éducation de nos soldats serait une faute grave, qui
dénoterait un étrange oubli des leçons du passé.

# EXERCICES SANS INSTRUMENTS

POSITION. — *Le corps droit, les talons joints, la pointe des pieds en dehors, les épaules effacées, les bras pendant naturellement.*

PREMIER EXERCICE. — *Les mains sur les hanches, tourner la tête à droite et à gauche,* — en deux temps : *une, deux* (six fois dans chaque sens).

### CADENCE LENTE

(Les 2 temps réunis s'exécutent en 3 secondes.)

*Au premier temps,* on tourne la tête à droite, jusqu'à ce que le menton arrive presque au-dessus de l'épaule. *Au deuxième temps,* on exécute le même mouvement dans le sens opposé.

Les épaules doivent rester immobiles.

### RÈGLE GÉNÉRALE

Lorsque le professeur veut faire cesser l'exercice, il commande HALTE — mais en ayant soin de prononcer ce commandement à la place du dernier temps.

Ainsi, par exemple, dans un exercice en deux temps, il dira : *une,* HALTE ; — en quatre temps : *une, deux, trois,* HALTE.

DEUXIÈME EXERCICE. — *Pencher la tête en avant et en arrière* — en deux temps — (six fois).

(3 secondes.)

*Au premier temps,* on baisse la tête sur la poitrine, *au deuxième,* on la relève et on la jette en arrière.

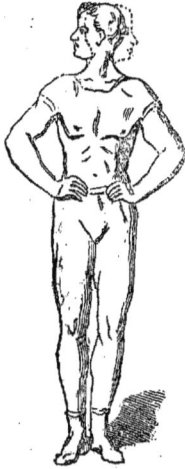

Premier exercice.                    Deuxième exercice.

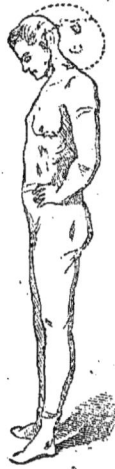

TROISIÈME EXERCICE. — *Faire pivoter la tête sur les épaules, de droite à gauche* (six fois) et six fois de *gauche à droite* (*₊) (₊*₊).

CADENCE TRÈS LENTE
(Le mouvement entier s'exécute en 4 secondes.)

Cet exercice s'exécute doucement et sans arrêt. Dans le mouvement de *droite à gauche,* on commence par fléchir la tête en avant, on la renverse ensuite de côté, puis en arrière, en lui faisant décrire un cercle aussi large que le permet l'articulation du cou.

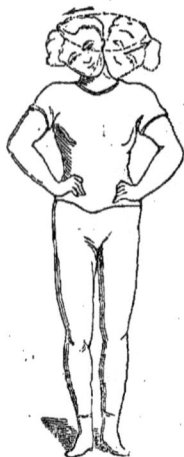

Troisième exercice.

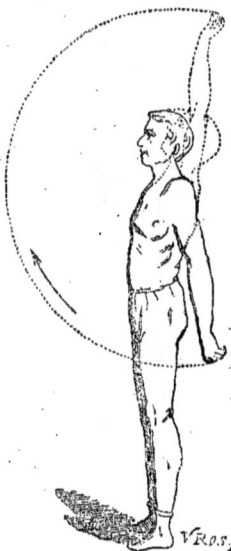

Quatrième exercice.

Mêmes principes pour le mouvement de *gauche à droite.*

QUATRIÈME EXERCICE. — *Les poings fermés, les bras tendus perpendiculairement en arrière, les élever au-dessus de la tête et les abaisser sans flexion —* en deux temps — (six fois).

CADENCE MODÉRÉE

(Les 2 temps s'exécutent en 2 secondes.)

*Au premier temps,* on porte les bras tendus devant soi et on les élève, en ouvrant les mains, jusqu'à la position verticale ; *au deuxième,* on les ramène vivement à leur point de départ.

OBSERVATION. — Chaque fois que les bras sont projetés en l'air, la tête doit se dresser en arrière. Le professeur y fera grande attention, ce mouvement souvent répété étant très utile aux enfants, à ceux surtout qui, par suite d'une croissance trop rapide, ont une tendance à pencher la tête et la partie supérieure de la poitrine en avant.

AUTRE OBSERVATION TRÈS IMPORTANTE

Dans les exercices sans instruments, chaque fois que les bras sont ployés en flexion verticale, latérale ou horizontale, la main doit se fermer ; les doigts s'ouvrent, au contraire, et tout naturellement, dans les mouvements d'extension.

Il y a, à cette règle, quelques exceptions, qu'on trouvera indiquées en temps et lieu.

CINQUIÈME EXERCICE. — *Élever les bras tendus, latéralement* — en deux temps — (six fois).

CADENCE MODÉRÉE

(2 secondes 1/2.)

*Au premier temps,* on étend les bras de chaque côté et on les élève, par un demi-cercle, jusqu'à la position verticale, les mains se touchant par leur bord interne ; *au deux*, on les ramène au corps par le même chemin.

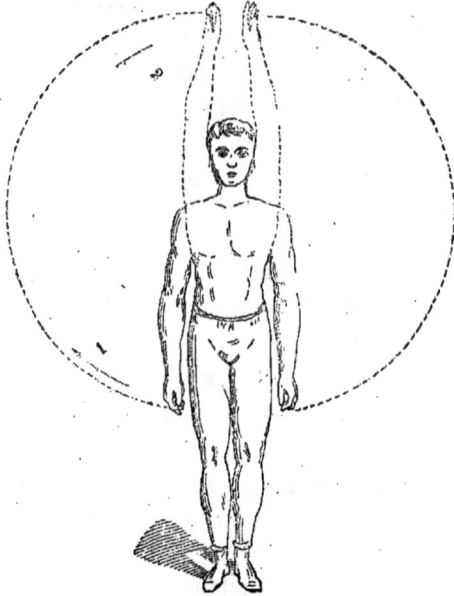

Cinquième exercice.

SIXIÈME EXERCICE. — *Circumduction des bras tendus en arrière* — en deux temps — (six fois).

CADENCE LENTE

(3 secondes.)

Cet exercice consiste à lancer simultanément

les deux bras, d'avant en arrière, par un mouvement circulaire aussi développé que possible.
Les bras toujours tendus doivent, au premier

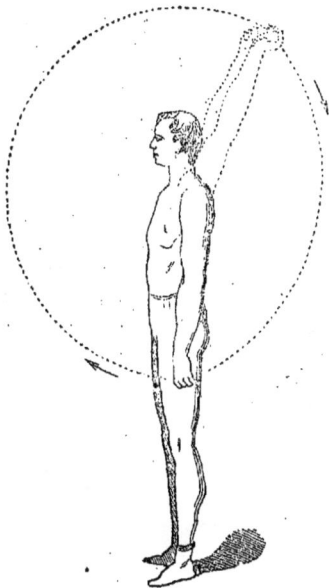

Sixième exercice.

temps, passer de chaque côté de la tête, et raser
les hanches au second temps.

SEPTIÈME EXERCICE. — *Flexion et extension
verticale des bras* — en quatre temps — *une,
deux, trois, quatre* — (six fois).

CADENCE MODÉRÉE
(Les 4 temps s'exécutent en un peu moins de
4 secondes.)

*Au premier temps*, on plie les avant-bras pour porter les poings à la poitrine, les doigts fermés se faisant face ; *au deuxième temps*, on lance les

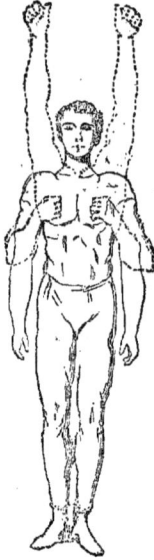

Septième exercice.  Huitième exercice.

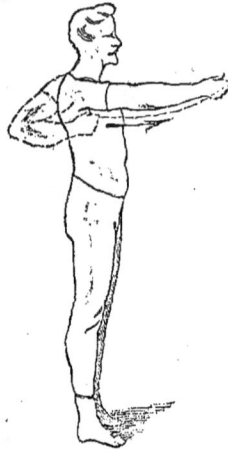

bras en l'air ; *au troisième*, on ramène les poings à la poitrine; *au quatrième*, on laisse retomber les bras le long du corps.

HUITIÈME EXERCICE. — *Les poings à la poitrine, les coudes en arrière, lancer les bras*

*horizontalement en avant*, en deux temps —
(six fois).

CADENCE MODÉRÉE

(Les 2 temps en un peu moins de 2 secondes.)

*Au premier temps*, on tend les bras parallèlement devant soi ; *au deuxième*, on les retire
vivement en arrière, de façon à bien ouvrir la
poitrine.

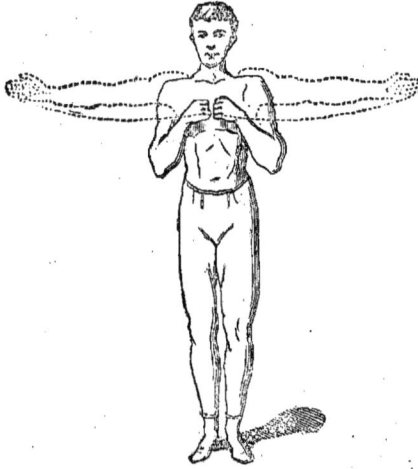

Neuvième exercice.

NEUVIÈME EXERCICE. — *Les poings rapprochés sur la poitrine, étendre les bras horizontalement en arrière*, — en deux temps — (six fois).

CADENCE MODÉRÉE

(2 secondes.)

*Au premier temps*, on développe les bras horizontalement en arrière, par un mouvement circulaire, en bombant légèrement la poitrine ; *au deuxième*, on les ramène par le même chemin à leur première position.

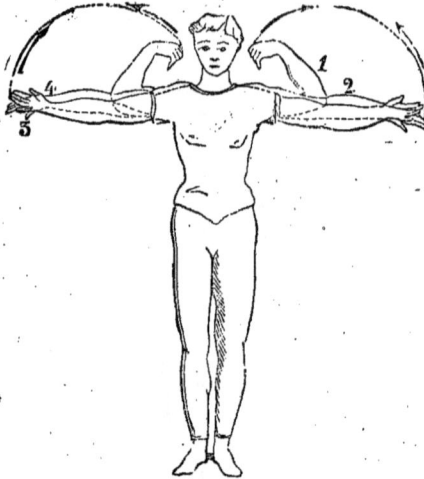

Dixième exercice.

DIXIÈME EXERCICE. — *Les bras tendus latéralement, flexion, extension et rotation des bras*, — en quatre temps — (six fois).

CADENCE MODÉRÉE

(4 secondes.)

*Au premier temps*, on porte les poings à demi-fermés sur les épaules en fléchissant l'avant-bras sur le bras; *au deuxième*, on ramène les bras dans l'extension latérale ; *au troisième temps,* on tourne le bras de dedans au dehors ; *au quatrième*, on le retourne dans le sens opposé, comme si on voulait enfoncer une vrille.

ONZIÈME EXERCICE. — *Les bras tendus laté-*

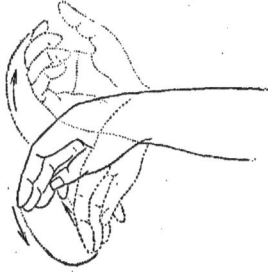

Onzième exercice.

*ralement, circumduction des poignets*, — en deux temps — (douze fois) (\*\*).

CADENCE LENTE

(3 secondes.)

*Au premier temps,* les mains fléchissent et se tournent en pronation, c'est-à-dire les doigts en dedans ; *au second temps,* qui s'exécute sans arrêt avec le premier, les mains se retournent en supination, c'est-à-dire les doigts en dehors, comme si on voulait, par deux cercles superposés, tracer le chiffre 8.

Les deux temps s'exécutent sans interruption.

Douzième exercice. — *Les mains sur les hanches, tourner le corps à droite et à gauche,* — en deux temps — (six fois).

*Au premier temps,* on fait exécuter à la partie

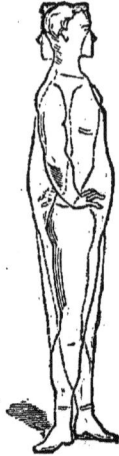

Douzième exercice.　　　Treizième exercice.

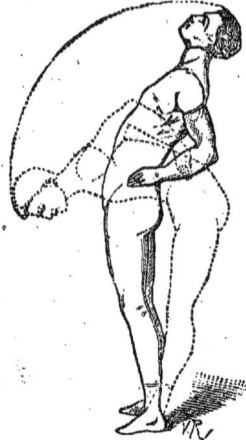

supérieure du corps un mouvement de rotation vers la droite, en maintenant les jambes fixes ; *au deuxième,* on répète le même mouvement dans le sens opposé.

Treizième exercice. — *Pencher le buste en avant et en arrière,* — en deux temps — (six fois).

CADENCE LENTE
(2 secondes 1/2.)

12

*Au premier temps,* on penche le corps en avant sans ployer les genoux ; *au deuxième,* on le porte en arrière en effaçant les épaules. Dans cet exercice, les mains sont placées un peu en

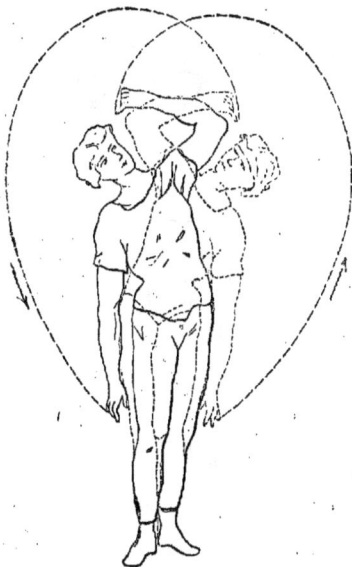

Quatorzième exercice.

arrière de la taille, afin que les épaules s'effacent davantage et que le buste soit maintenu pendant l'extension.

QUATORZIÈME EXERCICE. — *Le bras droit à demi fléchi sur l'épaule, incliner le buste à droite et à gauche en élevant et en abaissant*

*alternativement chaque bras,* — en deux temps
(six fois).

CADENCE LENTE
(2 secondes 1/2.)

*Au premier temps,* on incline latéralement le

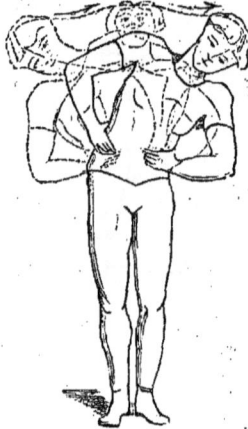

«Quinzième exercice.

buste vers la droite, en laissant retomber le bras
droit le long de la jambe, et en élevant en même
temps le bras gauche en demi-flexion sur l'épaule
gauche, sans changer la position de l'axe du
corps ; *au deuxième temps,* on répète le mouvement dans le sens opposé.

OBSERVATION. — Les exercices du tronc demandent, comme ceux de la tête, à être exécutés
lentement.

QUINZIÈME EXERCICE. — *Les mains sur les hanches, — circumduction du buste, — de droite à gauche* (six fois), *— de gauche à droite* (six fois) $(*_*)$ $(_**)$.

CADENCE TRÈS LENTE

(Le mouvement entier s'exécute en 4 secondes.)

Cet exercice, qui est analogue à celui qui fait

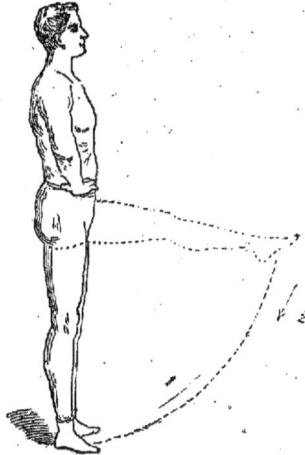

Seizième exercice.

pivoter la tête autour du cou (n° 3), s'exécute de la même façon, c'est-à-dire avec plus de lenteur encore que les exercices précédents.

Il faut porter d'abord le buste en avant, le renverser ensuite de côté, puis en arrière, pour lui faire décrire autour du bassin un cercle aussi large que possible.

SEIZIÈME EXERCICE. — *Etendre alternative-*

ment *les jambes en avant*, — en deux temps —
la jambe droite, *une, deux,* la gauche, *une, deux*
— (six fois).

*Au premier temps,* on étend la jambe droite

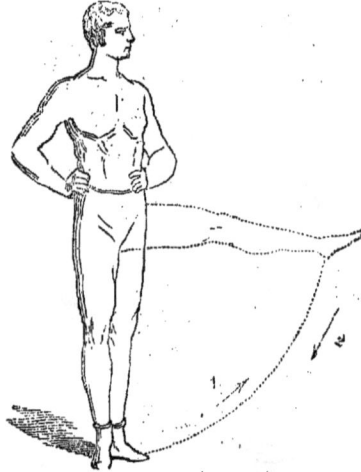

Dix-septième exercice.

presque horizontalement en avant ; *au deuxième,*
on la ramène en place.

On répète le même mouvement avec la jambe
gauche et on continue alternativement.

DIX-SEPTIÈME EXERCICE. — *Lancer alterna-*
*tivement les jambes de côté,* — en deux temps
— (six fois) (*) (*₊*).

12.

CADENCE MODÉRÉE
(1 seconde 1/2.)

*Au premier temps*, on tourne la pointe du pied
droit en dehors, et on lance la jambe à droite
en tournant légèrement la tête du même côté ; *au
deuxième*, on ramène la jambe en place, en
maintenant la pointe du pied en dehors.

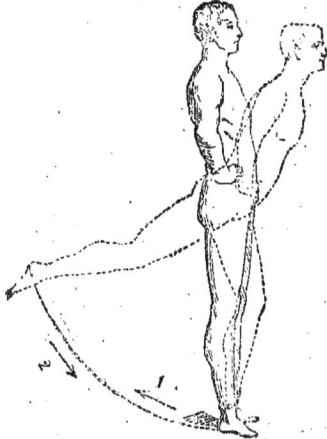

Dix-huitième exercice.

On répète le même mouvement avec la jambe
gauche et on le poursuit alternativement.

DIX-HUITIÈME EXERCICE. — *Etendre alternativement les jambes en arrière,* — en deux
temps — (six fois) (.*.).

CADENCE MODÉRÉE
(1 seconde 1/2.)

*Au premier temps*, on porte la jambe droite

tendue en arrière, en pliant légèrement sur le genou gauche et en penchant le haut du corps en avant; *au deuxième*, on ramène la jambe en place en redressant le corps.

On répète le même mouvement avec la jambe gauche et on continue alternativement.

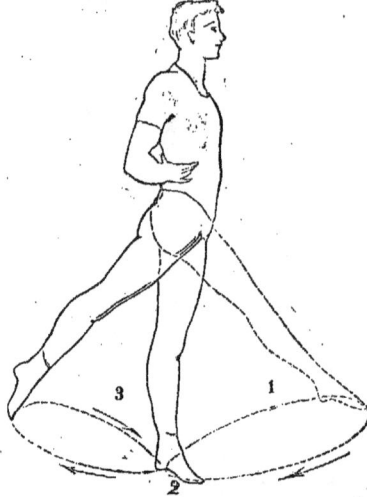

Dix-neuvième exercice.

DIX-NEUVIÈME EXERCICE. — *Circumduction de dedans en dehors et d'avant en arrière, — en trois temps, — la jambe droite, une, deux, trois; la jambe gauche, une, deux, trois —* (six fois) (*) (*∗) (∗*∗).

CADENCE LENTE
(2 secondes 1/2.)

*Au premier temps,* on tend la jambe droite

obliquement en avant; *au deuxième*, on lui fait exécuter un mouvement circulaire d'avant en arrière; *au troisième*, on revient directement au point de départ.

Après avoir exécuté cet exercice six fois par la jambe droite, on le répète par la jambe gauche.

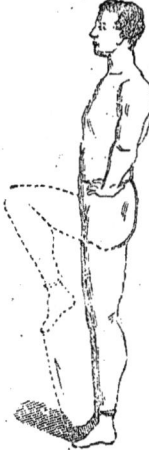

Vingtième exercice.

**VINGTIÈME EXERCICE.** — *Elever alternativement les genoux vers la poitrine,* — en deux temps — (six fois).

CADENCE MODÉRÉE
(1 seconde 1/2.)

*Au premier temps,* on élève la jambe droite vers la poitrine en pliant le jarret sur la cuisse, la pointe du pied tournée vers le sol; *au deuxième,* on ramène le pied à terre.

On répète ensuite le mouvement par la jambe gauche, et on continue alternativement.

VINGT ET UNIÈME EXERCICE. — *Plier alternativement les genoux en arrière, — en deux temps — (six fois).*

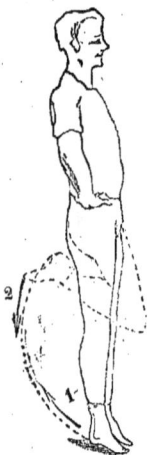

Vingt et unième exercice.

CADENCE MODÉRÉE
(1 seconde 1/2.)

*Au premier temps,* on lance le pied droit en arrière de manière à ce que le talon vienne frapper la fesse ; *au deuxième temps,* on repose le pied à terre et on répète le même mouvement par la jambe gauche.

Dans cet exercice, la jambe seule doit entrer en action, la cuisse demeure passive.

Vingt-deuxième exercice. — *La jambe tendue en avant, la pointe du pied en l'air, circumduction du pied,* — en deux temps —(dix fois) (*\*).

CADENCE LENTE

(2 secondes 1/2.)

*Au premier temps,* on abaisse la pointe du

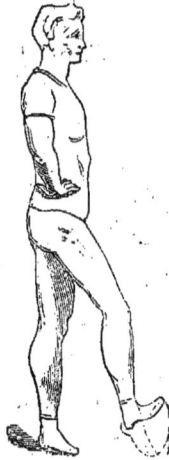

Vingt-deuxième exercice.

pied en fléchissant les orteils ; *au deuxième temps,* on leur imprime un mouvement circulaire de bas en haut et de dedans en dehors ; ce second temps doit s'exécuter plus lentement que le premier et en contractant les orteils à mesure que le pied s'élève. Le talon ne doit bouger que le moins possible.

VINGT-TROISIÈME EXERCICE. — *S'élever sur
la pointe des pieds,* — en deux temps — (dix
fois).

(1 seconde 1/2.)

*Au premier temps,* on se dresse énergiquement

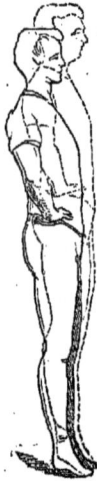

| | |
|---|---|
| Vingt-troisième exercice. | Vingt-quatrième exercice. |

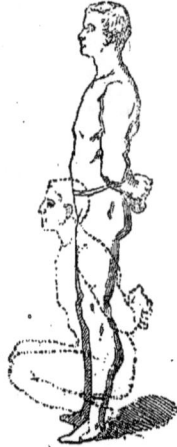

sur la pointe des pieds sans desserrer les talons ni
les genoux, en accentuant bien l'extension des
orteils ; *au deuxième temps,* on pose les talons à
terre.

VINGT-QUATRIÈME EXERCICE. — *Les bras
croisés sur le dos, plier les genoux,* — en deux
temps — (six fois) (*.*.).

CADENCE MODÉRÉE

(2 secondes.)

*Au premier temps,* on fléchit lentement les genoux en dehors, en tenant le corps droit et les pieds à plat ; *au deuxième,* on se relève sans décroiser les bras.

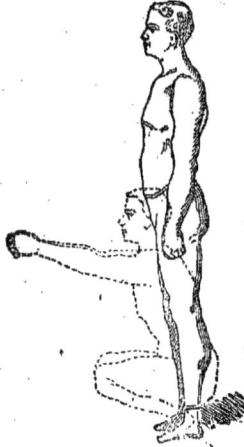

Vingt-cinquième exercice.

Nous supprimons les articles 18 et 24 pour les hommes d'âge mûr, à cause de la difficulté de l'équilibre.

Vingt-cinquième exercice. — *Les bras pendants, fléchir les genoux en avant en tendant les bras,* — en deux temps — (six fois).

CADENCE MODÉRÉE

(2 secondes.)

*Au premier temps,* on fléchit les genoux en avant, en se tenant sur la pointe des pieds et on porte, en même temps, les bras tendus horizontalement devant soi ; *au deuxième,* on se relève en ramenant les bras au corps.

**VINGT-SIXIÈME EXERCICE.** — *Les jambes écartées, les mains sur les hanches, flexion latérale.*

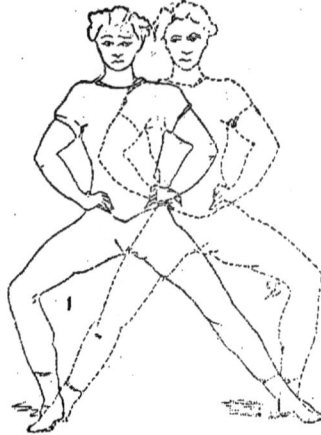

Vingt-sixième exercice.

*des jambes à droite et à gauche,* — en deux temps — (six fois) (*).

CADENCE MODÉRÉE
(2 secondes.)

*Au premier temps,* on fléchit de côté sur la jambe droite, en raidissant la jambe gauche ; *au deuxième temps,* on répète le même mouvement

13

du côté opposé, en redressant la jambe droite pendant qu'on fléchit sur la gauche.

OBSERVATION. — Lorsque le professeur commande : *les jambes écartées*, l'élève doit ployer légèrement les genoux en avant, afin d'exécuter l'écart avec facilité. Ce mouvement s'opère par un saut vertical en retombant les jambes écartées.

L'exercice terminé, le professeur commande : *assemblez les pieds*. Comme pour le mouvement d'écart, on fléchit légèrement sur les genoux, afin de s'enlever avec plus de facilité pour rapprocher les jambes.

VINGT-SEPTIÈME EXERCICE. — *La jambe gauche en avant, le bras droit en arrière, moulinet* — (dix fois).

CADENCE ACCÉLÉRÉE
(1 seconde.)

Au commandement de : *jambe gauche en avant*, la pointe du pied droit pivote en dehors, de façon que le pied se trouve d'équerre avec le talon gauche ; la jambe gauche, portée en même temps en avant, fléchit pendant que la droite se raidit vigoureusement.

On tend le bras droit en arrière et, au commandement de : *moulinet*, on le lance en avant pour le ramener en arrière par un mouvement circulaire.

Le bras doit passer tout près de la joue et rester constamment tendu. La main doit être entr'ouverte. Le mouvement circulaire est continu.

L'exercice terminé, le professeur commande :
*halte, assemblez les pieds.*

L'élève fait pivoter le pied droit en dedans, et
ramène la jambe gauche en place.

Pour répéter l'exercice sur l'autre jambe, on

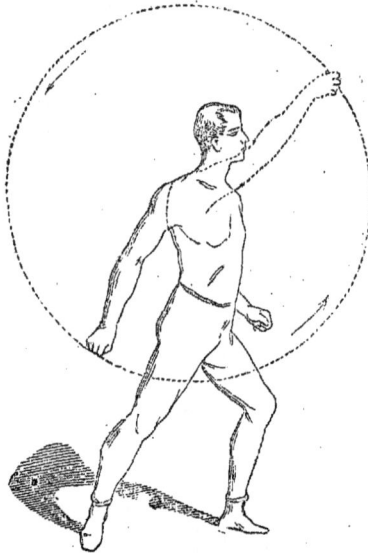

Vingt-septième exercice.

commande : *la jambe droite en avant, le bras
gauche en arrière, moulinet,* et enfin : *halte,
assemblez les pieds.*

VINGT-HUITIÈME EXERCICE. — *La jambe
droite en avant, le bras gauche tendu en arrière,
le bras droit en avant; double mouvement de*

*circumduction des bras en deux temps* — six fois).

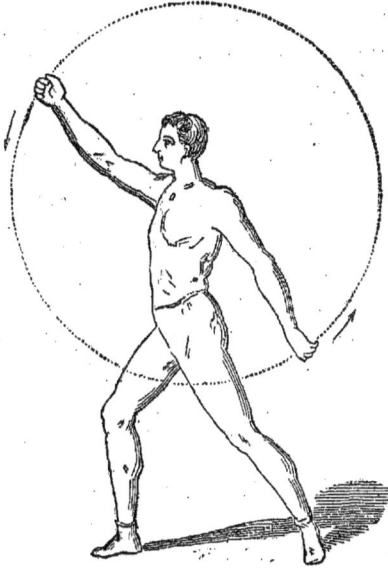

Vingt-huitième exercice.

La jambe droite se portant en avant par les principes déjà indiqués, on tend en même temps le bras gauche en arrière, la paume de la main tournée dans le même sens.

*Au premier temps,* le bras droit descend en avant, pendant que le gauche remonte en arrière

par un mouvement circulaire qui s'achève au
*deuxième temps*.

Ce mouvement ressemble beaucoup à celui
qu'exécutent les paysans avec le *fléau*.

L'exercice terminé, le professeur commande le
*changement de jambe*, de la même façon que
pour l'exercice précédent.

Vingt-neuvième exercice. — *Les mains*

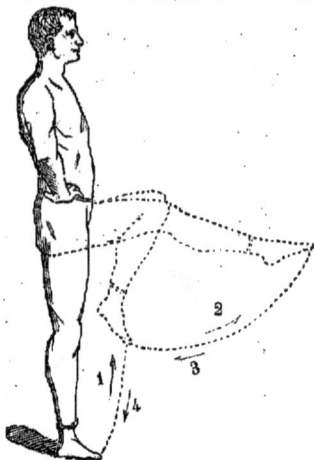

Vingt-neuvième exercice.

*sur les hanches, plier verticalement la jambe
droite, l'étendre en avant, la ramener au corps
et la reposer à terre,* — en quatre temps, — *une
deux, trois, quatre; la jambe gauche, une,
deux, trois, quatre* — (six fois) (*) (*⁎) (⁎*⁎).

CADENCE LENTE
(3 secondes.)

*Au premier temps,* on lève le genou droit vers

la poitrine ; *au deuxième*, on tend horizontalement la jambe en avant en dressant les orteils en l'air ; *au troisième*, on ramène la jambe au corps ; *au quatrième*, on repose le pied à terre.

On répète ensuite le même mouvement par la jambe gauche et on continue alternativement.

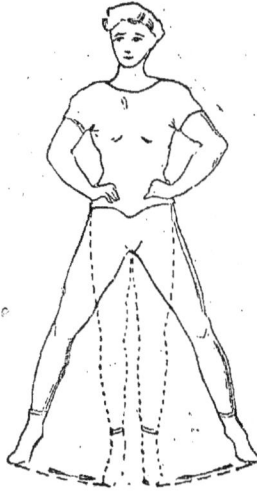

Trentième exercice.

TRENTIÈME EXERCICE. — *Les jambes écartées, les rapprocher par saccades, — en six temps —* (six fois) (\*) (\*\*) (\*\*).

CADENCE ACCÉLÉRÉE
(2 secondes pour les 6 temps.)

Le professeur commande sans arrêt : *une, deux, trois, quatre, cinq, six.* A chaque temps, l'élève rapproche les deux jambes bien tendues, par de petites saccades latérales de cinq à six centimètres, jusqu'à ce que les deux pieds se touchent.

Le professeur commande de nouveau d'écarter les jambes pour recommencer l'exercice, qu'on répète six fois.

TRENTE ET UNIÈME EXERCICE. — *Les pieds réunis, mouvement d'adduction et d'abduction*

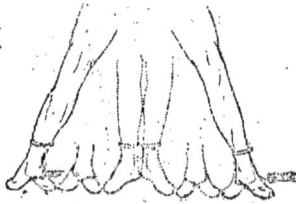

Trente et unième exercice.

*des jambes,* — en quatre temps, *en dehors, une deux, trois, quatre ; en dedans, une, deux, trois, quatre* — (six fois) (*₊).

CADENCE ACCÉLÉRÉE

(5 secondes pour les 8 temps.)

*Au premier temps,* on tourne les talons en dehors en pivotant sur la pointe des pieds (adduction) ; *au deuxième,* on soulève les pointes qu'on porte à leur tour en dehors par un mouvement de rotation sur les talons (abduction) ; et on répète ces deux mouvements au troisième et au quatrième temps.

Pour rapprocher les jambes, on tourne la pointe

des pieds en dedans, en pivotant sur les talons ;
on pivote ensuite sur les pointes et on répète ces
deux mouvements. On exécute, en un mot, l'inverse des quatre premiers temps.

TRENTE-DEUXIÈME EXERCICE. — *Les jambes*

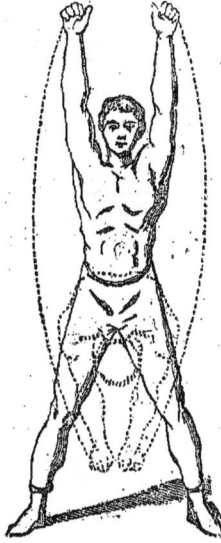

Trente-deuxième exercice.

à *demi écartées, les bras en l'air, balancer le
corps entre les jambes*, — en deux temps — (six
fois) (\*) (\*\*\*).

CADENCE MODÉRÉE
(1 seconde 1/2.)

*Au premier temps*, on fléchit le corps en avant
et on lance vivement les bras entre les jambes;

*au deuxième,* **on redresse le corps en arrière en** relevant les bras au-dessus de la tête.

Cet exercice doit se faire avec souplesse, les saignées des bras et les articulations des genoux légèrement ployées.

On commandera à la fin : *assemblez les pieds.*

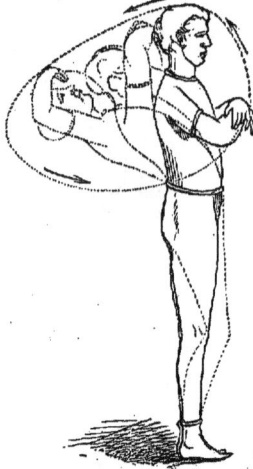

Trente-troisième exercice.

TRENTE-TROISIÈME EXERCICE. — *La tête en arrière, les bras croisés en avant, renversement du buste en ouvrant les bras en arrière,* — en deux temps — (six fois) (*⁎) (⁎*).

CADENCE TRÈS LENTE
(3 secondes.)

*Au premier temps,* on croise les avant-bras devant la poitrine, et on les élève verticalement

13.

jusqu'au-dessus de la tête en les tournant de façon
à ce que la paume de la main se trouve en dehors;
*au deuxième*, on penche le buste en arrière en
ouvrant les bras et en donnant à ce mouvement
toute l'extension possible.

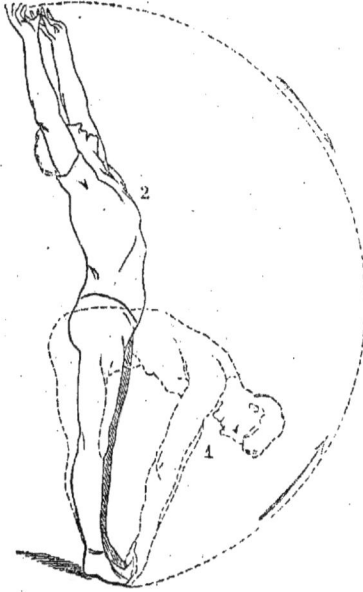

Trente-quatrième exercice.

Il ne faut observer aucun arrêt entre les deux
temps, qui se doivent exécuter avec une grande
lenteur.

TRENTE-QUATRIÈME EXERCICE. — *Les bras
en l'air, flexion et entension du corps sans*

*plier les jambes,* — en deux temps — (six fois)
(.*.).

**CADENCE TRÈS LENTE**
(4 secondes.)

*Au premier temps,* on fléchit le corps en

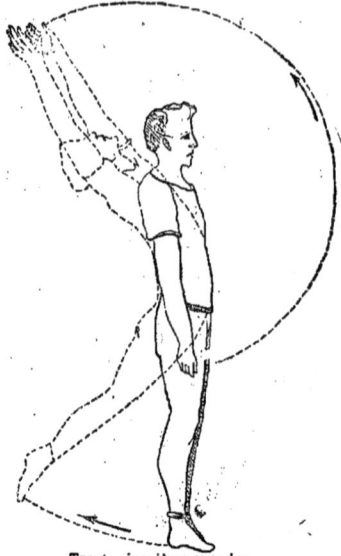

Trente-cinquième exercice.

avant, les bras pendants, jusqu'à ce que les doigts
effleurent la pointe des pieds.

*Au deuxième temps,* on se redresse lentement,
en élevant les bras au-dessus de la tête et en
cambrant le buste en arrière.

Les femmes peuvent exécuter ce mouvement,
mais sans élever les bras en l'air.

TRENTE-CINQUIÈME EXERCICE. — *Les bras*

*pendants, tendre les jambes alternativement
en arrière, en élevant simultanément les deux
bras en arrière,* — en deux temps — (six fois)
(*) (*_*_*_*).

CADENCE MODÉRÉE

*Au premier temps,* on tend la jambe droite en

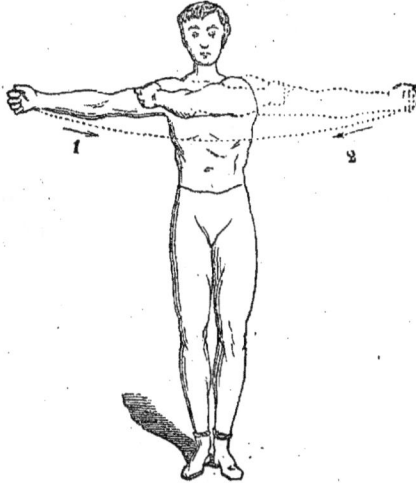

Trente-sixième exercice.

arrière, en élevant les deux bras en l'air, de façon
à arquer énergiquement le buste ; *au deuxième
temps,* on ramène le pied et les bras à leur première position.

On exécute ensuite le même mouvement par la
jambe gauche.

TRENTE-SIXIÈME EXERCICE. — *La main*

*droite à l'épaule gauche; le bras gauche tendu horizontalement en arrière, lancer les bras à droite et à gauche,* — en deux temps — (dix fois).

CADENCE MODÉRÉE

(Un peu moins de 2 secondes.)

*Au premier temps,* on lance les bras horizontalement de gauche à droite, de manière à leur faire décrire un demi-cercle; *au deuxième,* on exécute le même mouvement de droite à gauche.

Ce mouvement, qui rappelle celui du *faucheur,* avec cette seule différence qu'il s'exécute horizontalement, doit être exécuté avec une vigueur suffisante pour imprimer au tronc un mouvement de rotation sur les hanches. Les pieds restent immobiles.

TRENTE-SEPTIÈME EXERCICE. — *Les jambes écartées, les bras pendants, rotation et torsion du corps à droite et à gauche par l'impulsion des bras,* — en deux temps — (six fois).

CADENCE TRÈS LENTE

(4 secondes.)

*Au premier temps,* on lance obliquement, d'avant en arrière, et de gauche à droite, les bras qui entraînent en même temps le buste dans un mouvement de rotation et de torsion. *Au deuxième temps,* on exécute ce mouvement du côté gauche. — Avoir soin d'observer que le talon du pied opposé à la direction des bras se relève, et

que ce pied pivote sur sa pointe afin de faciliter le
mouvement de rotation du corps.

COMMANDEMENT : *Assemblez les pieds.*

TRENTE-HUITIÈME EXERCICE. — *Les pieds
réunis. Torsion du corps par croisement des*

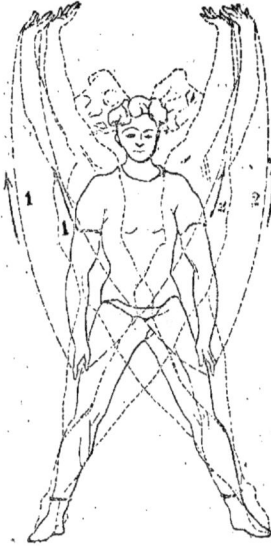

Trente-septième exercice.    Trente-huitième exercice.

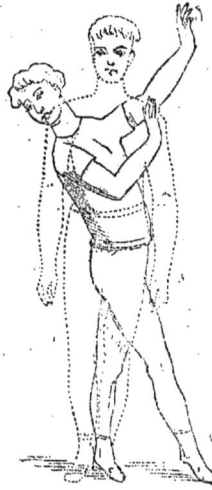

*jambes et élévation des bras, en quatre temps,
— à droite, une, deux, — à gauche, une, deux
— (six fois)* (\*\*) (\*\*).

CADENCE TRÈS LENTE
(5 secondes.)

*Au premier temps,* on croise la cuisse gauche
sur la droite, en tournant le corps à droite, la

tête regardant crânement du côté opposé, le bras gauche dirigé dans le même sens ; *au deux*, on ramène la jambe et les bras à la position naturelle. On répète immédiatement cet exercice du côté op-

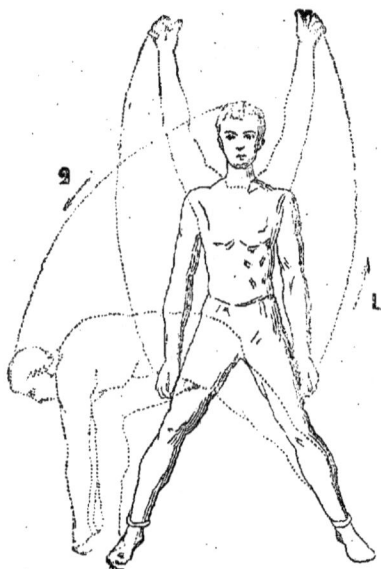

Trente-neuvième exercice.

posé, et on le continue alternativement de chaque côté. (Le dessin indique le mouvement à gauche).

TRENTE-NEUVIÈME EXERCICE. — *Les jambes écartées, grande flexion à droite et à gauche, en quatre temps.* — *Les bras en l'air, une ; flexion à droite, deux ; en l'air, trois ; à gauche, quatre* — (six fois).

CADENCE TRÈS LENTE

(6 secondes.)

*Au premier temps,* on lance les bras tendus au-dessus de la tête, et on cambre vigoureusement le corps en arrière.

*Au deux,* on exécute avec le buste seulement un mouvement de rotation à droite, et on fléchit sur la cuisse, en laissant tomber les bras en avant, jusqu'à ce que les doigts touchent au talon du pied droit.

*Au trois,* on se relève de face, les bras tendus comme au premier temps.

*Au quatre,* on tourne le buste à gauche et on répète, de ce côté, le mouvement exécuté au deuxième temps.

COMMANDEMENT : *Assemblez les pieds.*

Dans cet exercice et dans le suivant, les hommes obèses et les vieillards ne feront pas la flexion entière et descendront les mains jusqu'au-dessous du genou seulement.

QUARANTIÈME EXERCICE. — *La jambe droite en avant, flexion du corps sur la jambe, et extension en arrière en ouvrant les bras,* — en trois temps — (six fois.)

CADENCE TRÈS LENTE

(4 secondes.)

On porte la jambe droite en avant, comme dans l'exercice précédent. Puis, *au premier temps,* on fléchit le corps sur cette jambe, en laissant tom-

ber les bras en avant jusqu'à ce qu'ils touchent au
sol ; *au deux*, on se relève en leur faisant décrire
un grand cercle en arrière ; *au trois*, on ramène
les mains près des cuisses, et on continue six fois,
sans arrêt entre chaque exercice. Les bras doivent
se relever parallèlement sans flexion aucune

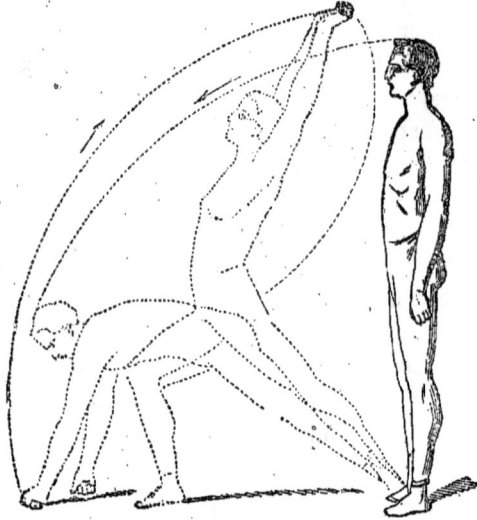

Quarantième exercice.

jusqu'au-dessus de la tête, où ils se séparent pour
décrire leur cercle au dehors.

L'exercice terminé, on assemble les pieds. On
porte ensuite la jambe gauche en avant et on
répète six fois le mouvement sur cette jambe.

QUARANTE ET UNIÈME EXERCICE. — *Les pieds
réunis, le bras gauche replié sur l'épaule, le bras*

*droit tendu obliquement en avant, grand pas
d'escrime à droite,* — en deux temps — (six fois)
(\*) (\*\*\*).

CADENCE MODÉRÉE

(2 secondes.)

*Au premier temps,* on fait un grand pas obli-

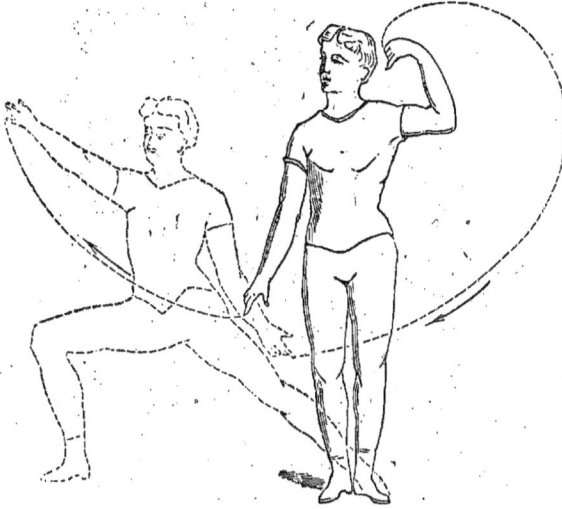

Quarante et unième exercice.

que à droite, en portant le bras gauche en arrière
et le bras droit en avant sans raideur, les ongles
en l'air. C'est le mouvement de rotation du bras
droit indiqué par un arc de cercle, qui entraîne
tout le corps à droite.

*Au deuxième temps,* on ramène vivement la

jambe droite près de la jambe gauche, pendant que les bras reviennent à la position première.

On répète six fois le même mouvement du côté gauche.

QUARANTE-DEUXIÈME EXERCICE. — *La jambe*

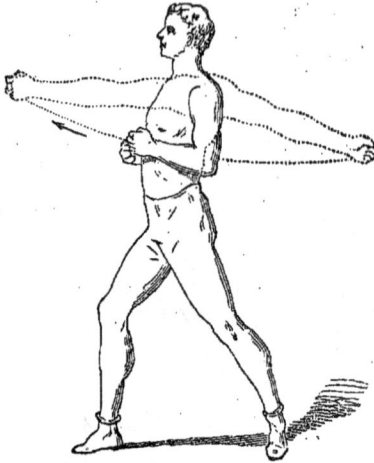

Quarante-deuxième exercice.

*droite en avant, les poings à la poitrine, mouvement de natation, — en trois temps — (six fois).*

CADENCE MODÉRÉE
(3 secondes.)

Position : la jambe droite en avant, le genou plié à demi, la jambe gauche bien tendue, les poings fermés sans contraction sur la poitrine.

*Au premier temps,* on lance les bras vigoureusement en avant, en ouvrant les doigts ; *au deuxième,* on les lance horizontalement en arrière, en tournant l'intérieur des mains en dehors ; *au troisième temps,* qui se fait sans arrêt avec le précédent, on ramène les poings fermés sur la poitrine.

Pendant cet exercice, les épaules doivent être bien effacées, les reins cambrés et la tête penchée en arrière.

L'exercice exécuté six fois, on ramène la jambe droite près de la gauche, on porte cette dernière en avant et on recommence six fois le mouvement.

COMMANDEMENT : *Assemblez les pieds — la jambe gauche en avant, même mouvement.*

QUARANTE-TROISIÈME EXERCICE. — *Les bras pendants, grand pas en avant, alternativement sur chaque jambe, en élevant les bras en l'air, — en quatre temps, la jambe droite, une, deux; la jambe gauche, une, deux — (six fois) (\*).*

CADENCE MODÉRÉE

(2 secondes 1/2.)

*Au premier temps,* on fait un grand pas en avant par la jambe droite, en lançant les bras tendus au-dessus de la tête et bien en arrière (le genou droit plié, la jambe gauche bien tendue, le corps vigoureusement arqué) ; — *au deux,* on ramène la jambe droite près de la gauche, en laissant retomber les bras en avant.

On répète le mouvement en portant la jambe gauche en avant, et on continue alternativement six fois par la droite, six fois par la gauche.

Cet exercice et le suivant doivent être exécutés par les vieillards avec une certaine modération, c'est-à-dire que les mouvements ne doivent pas être poussés à leur extrême limite.

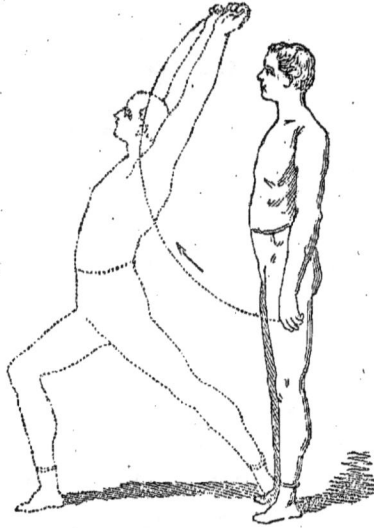

Quarante-troisième exercice.

QUARANTE - QUATRIÈME EXERCICE. — Les poings à la poitrine, grand pas en avant, alternativement sur chaque jambe, en ouvrant énergiquement les deux bras en arrière, — en quatre temps, la jambe droite, une, deux; la gauche, une, deux — (six fois) (*).

CADENCE MODÉRÉE

(2 secondes 1/2.)

*Au premier temps*, on fait un grand pas en avant par la jambe droite en ouvrant vigoureusement les bras tendus de chaque côté du corps, comme si on voulait repousser un double obstacle;

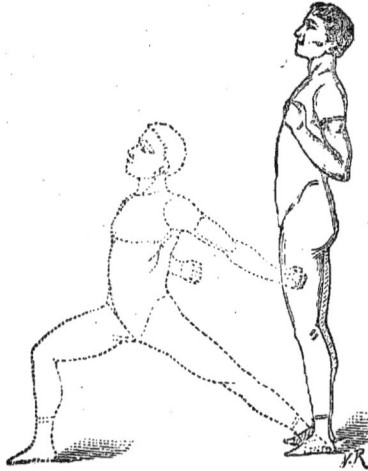

Quarante-quatrième exercice.

*au deuxième temps*, on ramène la jambe droite près de la jambe gauche et les poings à la poitrine.

On répète l'exercice en portant la jambe gauche en avant, et on continue alternativement six fois par la droite, six fois par la gauche.

## OBSERVATION

—

Tous ces mouvements se font sans l'emploi d'aucun instrument, ainsi que nous l'avons démontré et par les dessins et par le texte qui les accompagne. Si on les exécute avec des haltères pesant de 1 à 2 kilos la paire, l'exercice y gagnera en énergie, mais il y perdra en souplesse. Inutile, en tout cas, de prendre un poids plus élevé, parce que ces exercices ayant pour but essentiel d'assouplir le corps, de le développer dans toutes ses parties, d'activer et de régulariser la circulation, des haltères trop lourds pourraient nuire à leur bonne et entière exécution, alourdir les membres au lieu de leur donner l'élasticité désirable, congestionner le cœur et le cerveau au lieu de les dégager ; et, enfin, par une fatigue trop grande, affaiblir l'organisme, au lieu de le fortifier.

Si ces mouvements doivent être suivis d'un travail quelconque aux engins : barres, cordages, etc., ou d'exercices avec les gros haltères, ces travaux s'exécuteront avec moins de fatigue et plus de profit, le corps ayant été assoupli et préparé aux grands efforts musculaires.

# COURSES GYMNASTIQUES

—

Les exercices terminés, le professeur commande :

*Par le flanc droit —* **droite!**
Au commandement de *droite,* les élèves tournent sur le talon gauche en élevant un peu la pointe du pied gauche et le pied droit, et rapportent ensuite vivement le talon droit à côté du gauche.

Commandement : *Sur la première file, serrez vos intervalles —* **marche!**
Les élèves de la première file ne bougent pas; ceux des files suivantes viennent, au commandement de MARCHE, en partant du pied gauche, se placer les uns derrière les autres.

Commandement : *A gauche —* **front!**
Tous les élèves font face à gauche en pivotant sur le talon gauche.

Commandement : *Sur le premier rang, serrez vos intervalles —* **marche!**
Au mot *marche,* le deuxième rang vient se

14

placer derrière le premier, le troisième derrière le second et ainsi de suite.

Le professeur commande ensuite :

*Rompez les rangs.*

On peut, au lieu de rompre les rangs, les faire dédoubler pour finir, ainsi que nous l'avons recommandé, par une petite course commençant au pas accéléré, se continuant au pas gymnastique, pour revenir à l'accéléré.

Le départ peut également avoir lieu de la position même dans laquelle les élèves se trouvent placés pour la leçon sans instruments.

Nous donnons ci-contre la description d'une course variée qui peut être faite à peu près partout, à la condition, bien entendu, de revenir en dedans, à chaque figure nouvelle, au lieu de se diriger en dehors, dans le cas où les dimensions du local seraient trop restreintes. Par exemple, au point marqué X, on tournerait à gauche au lieu de prendre à droite et ainsi de suite.

Les élèves étant placés sur quatre rangs, le professeur commande :

*Premier et troisième rangs, par le flanc droit et par file à gauche. — Deuxième et quatrième rangs, par le flanc gauche et par file à droite —* **tourne, marche !**

Au mot *tourne*, les élèves du premier et du troisième rangs, c'est-à-dire les numéros impairs,

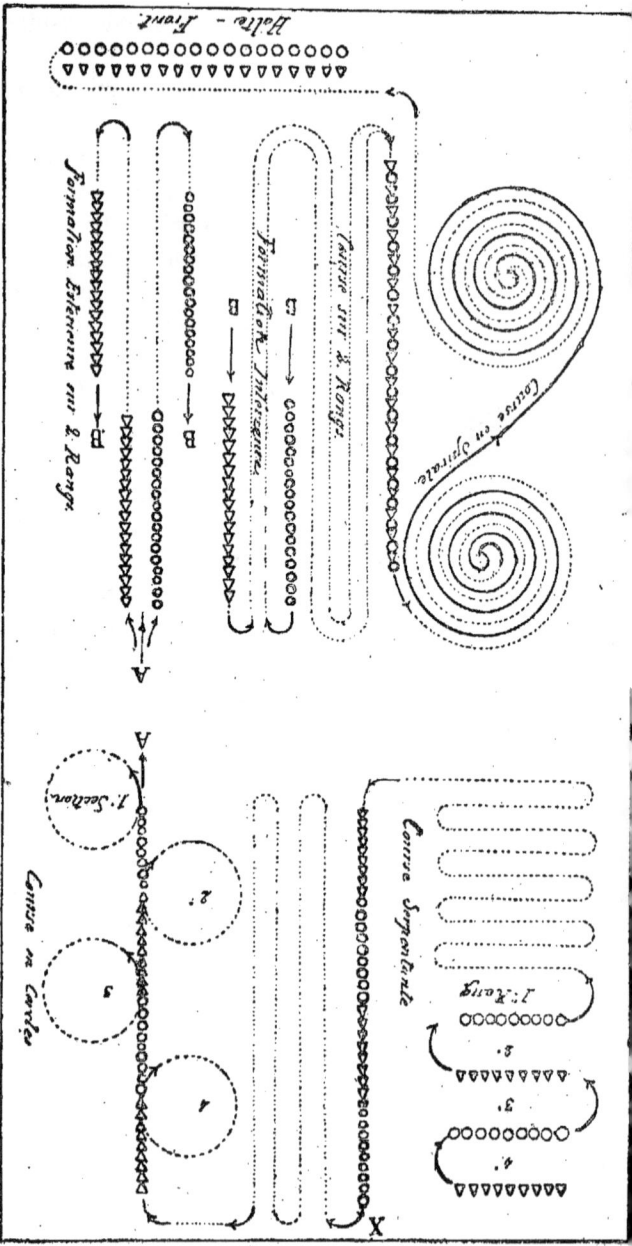

Halte - Front.

Formation Extérieure en 2 Rangs.

Formation Intérieure.

Course sur 2 Rangs.

Course en Spirale.

Contre Serpentante.

Contre en Cercle.

1re. Section.

2.

3.

4.

1re. Rang.

font par le flanc droit; ceux des deuxième et quatrième rangs, c'est-à-dire les numéros pairs, par le flanc gauche; au commandement de *marche*, les impairs prennent à gauche, les pairs à droite et le professeur reprend :

*Course serpentante*, par *file à gauche* — **marche !**

Au mot *marche*, le n° 1, qui a reçu les indications nécessaires pour conduire la course, tourne à gauche et continue le même mouvement latéral d'aller et retour jusqu'à ce que le professeur commande :

*Par file à gauche* ou *à droite, pas gymnastique*, **marche** (voir page 265), pour poursuivre la course serpentante dans le sens longitudinal, course qui se prolonge jusqu'à ce que le professeur commande :

*Par sections, formez le cercle; premier et troisième rangs à gauche, deuxième et quatrième rangs à droite,* **marche !**

Ce commandement ne doit être fait que lorsque les quatre sections sont superposées horizontalement en ligne droite. Le mouvement est, pensons-nous, assez clairement indiqué par le dessin pour que toute explication soit superflue.

Afin d'exercer également les deux jambes, celle qui se trouve à l'intérieur du cercle portant pres-

que tout le poids du corps, le professeur, après
avoir fait exécuter le cercle cinq ou six fois dans
le sens indiqué, commande (sans arrêter la
course) :

*Demi-tour à droite,* **marche !**

Au mot *droite,* les élèves exécutent ce mouvement en courant, tel qu'il est décrit page 267, et
repartent dans le sens opposé.

Avec un nouveau commandement de *demi-tour
à droite,* le professeur replacera les élèves dans la
première direction.

Au commandement de :
*Sur un seul rang,* **marche !**

Chaque chef de file prend la ligne droite afin
de reconstituer la colonne.

Pour replacer les élèves dans leur ordre numé-
rique, le professeur commande :

*Première et troisième sections, marquez le
pas; deuxième et quatrième sections, un pas à
gauche.*
*En avant,* **marche !**

Au commandement de *marche,* la première et
la troisième sections marquent le pas sur place,
la deuxième et la quatrième déboîtent d'un pas à
gauche, pour se porter en avant, parallèlement
aux deux autres sections. Lorsque les numéros 1

14.

des sections paires sont arrivés à hauteur des numéros 1 des sections impaires, le professeur commande :

*Première et troisième sections, en avant,* **marche !** et aussitôt ce mouvement commencé :

*Formation extérieure sur deux rangs,* **marche !**

Au mot *marche,* le n° 1 tourne circulairement à droite, le n° 2 fait encore un pas et tourne à gauche, et chaque élève arrivé au même point, exécute le mouvement à droite ou à gauche, selon son numéro; en un mot, tous les impairs tournent à droite, les pairs à gauche.

Au moment où les élèves atteignent l'autre extrémité de la salle ou de la cour affectée aux exercices, le professeur commande :

*Formation intérieure,* **marche !**

Au mot *marche,* le numéro 1 tourne à droite, le numéro 2 fait ensuite de même à gauche, et les rangs se reforment intérieurement en se rapprochant pour exécuter la course serpentante sur deux rangs, d'après les mêmes principes que sur un seul.

Pour terminer cette course et procéder à celle en spirale, le professeur commence par replacer ses élèves sur un seul rang et, à cet effet, il commande :

*Dédoublez les files,* **marche!**

Au mot *marche,* les numéros pairs font un pas oblique à droite pour s'intercaler entre les numéros impairs.

Les élèves se trouvent alors placés : le numéro 2 après le numéro 1, le numéro 3 après le numéro 2, etc., etc.

On commande alors :
*Course en spirale, à gauche,* **marche!**

Au mot *marche,* les élèves exécutent une série de cercles concentriques de plus en plus restreints jusqu'à ce que le numéro 1 soit près d'arriver au centre de la figure. A ce moment, le professeur commande :

*Spirale à droite,* **marche!**

Au mot *marche,* le numéro 1, suivi dans ce mouvement par tous les autres, se retourne par file à droite pour exécuter une série de cercles excentriques dans le sens opposé.

Ce mouvement achevé, le professeur commande de nouveau : *Spirale à gauche,* **marche!** et enfin, lorsque le numéro 1 arrive au centre :
*Spirale à droite,* **marche!**

Pour terminer la course :
*Par file à gauche,* **marche!**

Et lorsque les élèves ont traversé la salle dans toute sa largeur :

*Doublez les files,* **marche !**

Au mot **marche !** les numéros pairs se portent vivement, et sans s'arrêter, à la droite des numéros impairs et le professeur commande immédiatement :

*Par demi-cercle à droite,* **marche !**

Au commandement de **marche !** les numéros pairs exécutent successivement un demi-cercle à droite, en raccourcissant les quatre premiers pas ; les numéros impairs tournent autour des numéros pairs en conservant le pas ordinaire.

*Division,* **halte !** à gauche, **front !**

Au commandement de **halte !** tous les élèves s'arrêtent.

Au commandement de **front !** ils tournent à gauche pour faire face au professeur.

La course peut se poursuivre autant que le professeur le juge convenable ; à lui d'en prolonger la durée selon la force et le degré d'entraînement de ses élèves ; l'essentiel est de procéder progressivement et de ne permettre le pas gymnastique qu'avec une grande modération, surtout au début, aux enfants dont la constitution est faible ou la poitrine délicate, et de le supprimer complètement pour ceux qui seraient atteints d'une affection cardiaque.

Pendant les exercices, si les enfants ne sont pas munis d'un costume spécial, le professeur exigera qu'ils retirent, en hiver, leur coiffure, leur pardessus et leur cache-nez ; en été, leur coiffure et leur habit. Ils feront bien aussi d'enlever leur cravate et de déboutonner le col de leur chemise. Tant que les élèves se livrent aux mouvements gymnastiques, ils ne risquent pas de prendre froid ; en remettant, après la leçon, les vêtements dont ils s'étaient débarrassés, ils conservent la chaleur acquise et sont préservés des rhumes et autres maladies causées par le refroidissement.

# EXERCICES DE RESPIRATION

—

Nous ne sommes pas partisan des exercices de respiration et encore moins du chant pendant les mouvements gymnastiques ; nous admettons les derniers seulement pendant la marche au pas ; les premiers comme intermèdes de repos, pendant les exercices du plancher ou bien encore combinés avec certains mouvements d'élévation des épaules et des extrémités inférieures, à la condition que ces mouvements s'exécutent sans efforts violents, c'est-à-dire sans poids ni haltères dans les mains.

L'essoufflement produit par l'exercice indique que les poumons et le cœur sont déjà suffisamment congestionnés. La phonation est le résultat d'un effort, effort qui a pour point d'appui toute la surface interne des poumons et pour résistance l'orifice du larynx, dont il fait vibrer les cordes. Il est évident qu'en ajoutant la pression de cet effort à celle produite par l'afflux du sang dans les vaisseaux pulmonaires, on en augmente la congestion, et non pas toujours sans danger.

—

Tout le monde a vu dans le jardin des Tuileries cette belle statue du coureur athénien, apportant la nouvelle de la victoire de Marathon. Il est tombé à terre ; sa main étendue semble agiter une branche de laurier, et sa bouche, encore frémissante, semble pousser une dernière fois le cri de la victoire qu'il est venu annoncer ; ses yeux ne voient plus, ses narines sont béantes, sa poitrine est contractée, il est mort.

Il est ainsi, parce qu'il a fourni une course furieuse ; il est mort surtout parce qu'il a crié en courant. L'histoire, en le faisant immortel, en fait un grand homme ; la médecine, en constatant le décès, en fait un cas d'apoplexie pulmonaire.

—

Les professeurs de Gymnastique qui préconisent le chant *pendant les exercices* se contredisent eux-mêmes lorsqu'ils écrivent, d'après la théorie militaire, à propos du pas gymnastique : « *Pour courir, il faut, autant que possible, respirer par le nez.* »

Car enfin, si on respire par le nez, c'est pour éviter d'ouvrir la bouche, et si la bouche est tenue fermée, on ne peut, on ne doit pas chanter pendant la course.

Les mêmes professeurs font chanter pendant l'exécution des mouvements de tête ; ceci est tout simplement absurde et ne se discute pas.

—

Mais si nous ne sommes pas partisan des exercices de respiration pendant que le corps est soumis à des exercices plus ou moins violents ou à des attitudes contraires à la libre expansion de l'appareil vocal, nous tenons au contraire et beaucoup à ce qu'on exerce, au moment voulu et rationnellement, les organes si importants de la respiration et de la voix.

Nous avons vu, maintes fois, des jeunes gens dont la poitrine était faible, consolider leur santé d'une façon inespérée. Pour tout remède, ils soufflaient, deux ou trois heures par jour, dans un hautbois ou dans une clarinette. Les instruments les plus favorables sont ceux qui forcent l'exécutant à faire ample provision d'air et à le laisser échapper par petites quantités.

—

Comme tout le monde n'a pas le courage de jouer du flageolet ou du basson, voici l'exercice que nous recommandons à ceux qui veulent développer leur respiration. Cet exercice très simple suffirait peut-être, si on le répétait avec quelque persévérance, pour guérir les phthisies commençantes et conjurer bon nombre d'asthmes et de catarrhes.

COMMANDEMENT. — Les mains sur les hanches, *mouvements de respiration*, en deux temps : — *aspirez*, un, *expirez*, deux — (six fois).

*Au premier temps*, on ouvre la bouche à demi et l'on aspire lentement, en portant la tête

15

en arrière et en élevant les épaules et les côtes,
afin que les poumons puissent aspirer la plus
grande quantité d'air possible.

*Au deuxième temps*, on ferme la bouche sans
la contracter et on laisse échapper lentement l'air
par les narines, en laissant revenir tout doucement les épaules et la poitrine à leur position
première.

Pendant les exercices sans instruments, ce mouvement de respiration sera exécuté avec avantage, comme intermède ou repos, entre les
mouvements des bras et ceux du buste, entre
ceux du buste et ceux des jambes, entre les mouvements de jambes et les mouvements combinés
des bras et des jambes.

Si l'on veut rendre plus amples l'acte de l'aspiration et celui de l'expiration, on se tient les bras
tombants, on élève, comme nous l'avons dit, les
épaules au moment de l'aspiration et on les
abaisse au moment de l'expiration. Le poids des
bras contribue ainsi à donner au souffle plus
d'étendue.

# ÉCOLE DU SOLDAT SANS ARMES

A L'USAGE DES ÉLÈVES DES ÉCOLES PRIMAIRES

DES COLLÈGES

ET DES LYCÉES JUSQU'A L'AGE DE QUATORZE ANS

—

Cette école a pour objet de dresser les enfants aux marches, aux mouvements d'ensemble et à la discipline, qui sont comme la clé de voûte de l'instruction militaire, aujourd'hui indispensable à tous. Calquée en quelque sorte sur la nouvelle théorie officielle, dans l'ordre spécial et avec les modifications qu'il nous a paru utile d'y introduire pour en rendre à la fois l'étude et l'enseignement plus faciles aux instructeurs civils (instituteurs ou professeurs de Gymnastique), cette série trouvera également son application dans les réunions des Sociétés de Gymnastique, où elle pourra rendre d'utiles services.

—

Nous faisons, dès le début, former la division sur deux rangs, à cause du grand nombre d'élèves que les instituteurs et professeurs de Gymnastique ont à faire manœuvrer simultanément, et de l'exiguïté relative des locaux dans lesquels se fait, le plus souvent, l'instruction.

Dans la théorie militaire, la marche de front précède la marche de flanc, mais les mêmes raisons que nous venons d'énoncer touchant la formation immédiate de la division sur deux rangs, et l'expérience que nous avons faite de cet enseignement dans les écoles et dans les Gymnases, nous ont démontré que, dans ces établissements, la marche par le flanc trouve beaucoup plus souvent son application. C'est pourquoi nous l'avons, dans notre travail, placée avant la marche de front, laissant du reste au professeur la latitude de commencer par cette dernière, si la configuration et les proportions du terrain le permettent.

—

Le professeur donnera l'explication de chaque mouvement en termes clairs, précis et dans un langage aussi correct que possible. Il faut que, par sa tenue exemplaire, il impose à ses élèves le respect de sa personne en même temps que celui des principes qu'il démontre.

Il n'arrêtera pas trop longtemps ses disciples sur les mêmes mouvements, il leur tiendra compte, par dessus tout, de leur bonne volonté, mais il ne tolèrera pas de marque d'inattention et réprimera avec sévérité toute conversation et toute plaisanterie dans les rangs.

Si à la leçon du plancher succèdent les exercices aux engins, le professeur fera passer successivement ses élèves par la suspension, l'appui et le saut. Ainsi, il commencera, par exemple, par les barres parallèles, continuera par l'échelle horizontale ou les anneaux, et terminera par le saut en largeur, hauteur ou profondeur.

## COMMANDEMENTS

Le professeur préviendra ses élèves qu'il y a deux sortes de commandements : les commandements d'*avertissement* et ceux d'*exécution*.

Les commandements d'*avertissement*, indiqués dans le texte en caractères italiques, doivent être prononcés très distinctement, dans le haut de la voix, et en allongeant un peu la dernière syllabe.

Les commandements d'*exécution*, imprimés en caractères noirs, se prononcent d'un ton ferme et bref.

Le professeur observera, entre ces deux commandements, un intervalle suffisant pour que les élèves puissent se préparer à l'exécution.

## FORMATION DES RANGS

Les élèves étant dispersés, doivent, au premier coup de sifflet ou au premier roulement de tambour, se former en troupe sur deux rangs par rang de taille.

L'instructeur commande alors : *Garde à vous.*

A ce commandement, les élèves joignent les talons, la pointe des pieds tournée en dehors, la tête droite, les épaules effacées, les bras pendant naturellement.

Commandement : *Numérotez-vous de droite à gauche.*

*(Prévenir les élèves du deuxième rang qu'ils
ont le même numéro que leurs correspondants du
premier rang, et recommander à ceux-ci de tourner
la tête à gauche au moment où ils énoncent leur
numéro.)*

## A DROITE ET A GAUCHE

Commandement : *Par le flanc droit* — **Droite.**

Au commandement de *droite,* tourner sur le talon
gauche d'un quart de cercle à droite en élevant un peu
la pointe du pied gauche et le pied droit, et rapporter
ensuite le talon droit à côté du gauche sur la même
ligne.

Mêmes principes pour le : *Par le flanc gauche* —
**Gauche.**

Les à droite et les à gauche sur deux rangs, de même
que sur un rang, se font toujours en doublant les files,
mais au début on ne fera pas doubler. A cet effet, le professeur ajoutera à son commandement d'avertissement
les mots :

*Sans doubler* — et commandera donc ainsi :

*Par le flanc droit, sans doubler* — **Droite.**

## DEMI A DROITE ET A GAUCHE

Commandement : *Demi à droite.*

Ce mouvement a pour but la marche oblique en avant
et s'exécute comme le mouvement de flanc, mais en ne
tournant seulement que d'un demi-quart de cercle, de
façon à être prêt à marcher diagonalement.

Mêmes principes pour le : *Demi à gauche.*

## DEMI-TOUR A DROITE

Le demi-tour à droite sur place s'exécute en un seul temps :

Commandement : *Demi-tour* — **Droite.**

Au commandement de *droite,* pivoter sur le talon gauche en plaçant le pied droit d'équerre, à quelques centimètres en arrière, tourner sur les deux talons en élevant un peu la pointe des pieds, les jarrets tendus, faire face en arrière et rapporter vivement le talon droit à côté du gauche.

Le professeur répétera ce mouvement pour replacer les élèves face à lui et commandera ensuite :

*En place —* **Repos.**

Au commandement de *repos,* les élèves reprennent la liberté de leurs mouvements, mais sans abandonner la place qu'ils occupent dans les rangs.

Après deux à trois minutes de repos, le professeur commande :

*Garde à vous !*

A ce commandement, les élèves reprennent la position prescrite et ne bougent plus.

## ALIGNEMENTS

Pour apprendre à ses élèves les premiers principes de l'alignement, le professeur commande :

*Tête* — **droite** (ou gauche) — **fixe.**

Au commandement de *droite,* tourner légèrement la tête du côté indiqué sans bouger les épaules.

Au commandement de **fixe,** la ramener dans la position directe.

Le professeur exerce d'abord ses élèves à s'aligner un par un ; à cet effet, il commande :

*Deux files de droite, trois pas en avant —*
**Marche.**

Au commandement de *marche*, les deux premières
files de l'aile droite font trois pas en avant en partant du
pied gauche, et en arrivant sur la ligne placent le poing
gauche sur la hanche.

Le professeur appelle ensuite :

*Numéro 3.*

A ce commandement, la troisième file tourne la tête
à droite et fait, comme les deux premières, trois pas en
avant, mais en raccourcissant le dernier de manière
à se trouver à quelques centimètres en arrière du nouvel
alignement. Les deux élèves qui forment cette file placent alors la main gauche sur la hanche et se portent
ensuite par de petits pas, les jarrets tendus, à côté des
numéros 2, jusqu'à ce que la ligne de leurs yeux et celle
de leurs épaules se trouvent dans la direction de celles
de leurs voisins et qu'ils sentent très légèrement le coude
de ces derniers.

Le professeur fera ensuite exécuter le même mouvement à chacun des suivants en les appelant par leur
numéro.

Il est bien entendu que les élèves du second rang
suivent leur numéro correspondant du premier rang.

Mêmes principes pour l'alignement à gauche. On
commande : *deux files de gauche,* au lieu de : *deux
files de droite,* etc.

Dans l'armée, les alignements successifs se font toujours sur un seul rang ; mais dans les écoles, l'espace est
trop restreint et les professeurs en trop petit nombre,
par rapport au chiffre d'élèves à exercer, pour qu'on

puisse procéder de la même façon. Voilà pourquoi nous avons cru devoir indiquer l'alignement sur deux rangs.

Les élèves étant tous alignés, le professeur commande :
**Fixe.**

A ce commandement, les élèves replacent la tête *dans* la position directe et laissent tomber la main gauche dans le rang.

Lorsque tous ont ainsi appris à s'aligner, correctement et sans hésitation, le professeur fait aligner toute la division à la fois. A cet effet, il répète d'abord comme pour le mouvement précédent :

*Deux files de droite* (ou *de gauche*) — *trois pas en avant* — **Marche.**

Il commande ensuite : *A droite* (ou à *gauche*) — **Alignement.**

Au commandement de : *alignement,* tous les élèves se portent en même temps sur la ligne des deux premiers, et s'y placent d'après les principes employés pour l'alignement individuel.

Le professeur se porte alors vivement à l'aile qui a servi de base d'alignement, et lorsque le plus grand nombre des élèves lui parait aligné, il commande :
**Fixe.**

Il appelle ensuite ceux qui ne sont pas sur la ligne et les y remet par le commandement de :

*Tel numéro,* — **Rentrez** ou **sortez.**

Les alignements en arrière s'exécutent toujours collectivement.

Après avoir fait porter à son commandement *deux files de droite ou de gauche à deux, trois ou quatre pas en arrière,* le professeur commande :

*En arrière à droite* (ou à gauche) — **Alignement.**

15.

Au mot *alignement,* les élèves partant du pied gauche, se portent un peu en arrière de la nouvelle base d'alignement formée par les numéros 1 et 2, pour pouvoir y revenir ensuite par de tous petits pas, les jarrets tendus, comme dans l'alignement en avant.

**Fixe.**

## MOUVEMENT DE FLANC

La division étant de pied ferme et alignée, l'instructeur commande :

*Par le flanc droit* (ou gauche) — **Droite.**

Au commandement de *droite,* les numéros impairs font à droite sur place, et les numéros pairs se portent vivement à la hauteur et à la droite des numéros impairs, de façon qu'après ce mouvement les files se trouvent doublées, c'est-à-dire formant quatre rangs.

Les numéros impairs du second rang doivent, en exécutant leur : *à droite,* déboîter légèrement de ce côté, afin de faire de la place au numéro pair du premier rang.

Dans le mouvement par le *flanc gauche,* les numéros pairs font à gauche sur place, et les numéros impairs viennent se placer à leur gauche.

Pour remettre la division sur deux rangs, face au professeur, celui-ci commande :

*A gauche* (ou à droite) — **Front.**

A ce commandement, chaque élève fait face à gauche, si le mouvement a eu lieu par le flanc droit, à droite s'il a été exécuté par le flanc gauche ; ceux qui se trouvent derrière dédoublent en faisant un pas oblique pour revenir à leur première place.

# PRINCIPES DES DIFFÉRENTS PAS

## PAS ACCÉLÉRÉ

Toutes les fois que dans la marche, soit de front, soit par le flanc, le pas n'est pas spécifié par le professeur, les élèves partent au *pas accéléré,* c'est-à-dire au pas exécuté vivement et avec énergie.

Commandement : *En avant —* **Marche!**

Le professeur recommande à ses élèves de porter le poids du corps sur la jambe droite au commandement de *en avant,* et de partir du pied gauche, TOUJOURS DU PIED GAUCHE, au commandement de *marche.*

Pour arrêter la marche, le professeur commande :

*Division —* **Halte.**

Au commandement de *halte!* qui est fait indistinctement au moment où l'un ou l'autre pied se dispose à se poser à terre, on place vivement le pied qui est en arrière à côté de celui sur lequel l'arrêt a eu lieu.

Pour la marche en arrière, le professeur commande :

*En arrière —* **Marche.**

Au commandement de *marche,* les élèves retirent vivement le pied gauche en arrière, font ensuite de même du pied droit et continuent jusqu'au commandement de **Halte,** qui est toujours précédé de celui de : *Division.*

Les élèves s'arrêtent alors, en rapportant le pied qui est en avant à côté de l'autre.

## PAS GYMNASTIQUE .

Les élèves étant affermis dans les principes du pas accéléré, le professeur peut faire exécuter les marches au pas gymnastique. A cet effet, il commande :

*En avant, — pas gymnastique —* **Marche.**

Au commandement de *pas gymnastique,* l'élève porte les mains à la hauteur des flancs, les doigts fermés, les coudes en arrière.

Au commandement de *marche,* il ploie légèrement le genou gauche sans trop lever la jambe et pose le pied la pointe la première ; il agit ensuite de même pour la jambe droite. (Recommander aux élèves de laisser aux bras leur mouvement d'oscillation naturelle et de ne respirer autant que possible que par le nez, en conservant la bouche fermée.)

Pour faire reprendre à ses élèves le *pas accéléré,* le professeur commande :

*Pas accéléré* — **Marche.**

Au commandement de *marche,* on reprend le pas accéléré et on laisse tomber les mains dans le rang.

Pour faire passer du *pas accéléré* au *pas gymnastique :*

*Pas gymnastique* — **Marche.**

La division étant en marche, le professeur commande :

*Marquez le pas* — **Marche.**

Au commandement de *marche,* qui est fait un moment avant que le pied soit prêt de se poser à terre, l'élève simule le pas, en rapportant les talons à côté l'un de l'autre sans avancer, et en conservant la cadence.

Le commandement de *marquez le pas* s'emploie utilement lorsque la division rencontre un obstacle mobile sur sa route, ou lorsqu'elle est désunie soit dans la marche de front, soit dans la marche par le flanc.

Dans ce dernier cas, le professeur laisse ainsi à chacun le temps de reprendre sa place dans les rangs, pour repartir ensuite en bon ordre.

Pour faire reprendre la marche, le professeur commande :

*En avant* — **Marche.**

Au commandement de *marche,* l'élève reprend le pas qu'il exécutait avant ce mouvement.

La division étant en marche, le professeur commande :

*Changez le pas* — **Marche.**

Au commandement de *marche,* les élèves rapportent le pied qui est en arrière à côté de celui qui vient de se poser à terre, et repartent vivement de ce dernier.

Ce mouvement a surtout pour but d'apprendre à l'élève à se remettre au pas pendant la marche.

## MARCHE PAR LE FLANC

Le professeur voulant faire marcher ses élèves sur quatre rangs commande :

*Par le flanc droit* — **Droite.**

*En avant* — **Marche.**

Au quatrième commandement, la division part vivement du pied gauche. Les files restent alignées et conservent leurs distances, les élèves marchent dans chaque rang les uns derrière les autres, de manière que la tête de l'élève qui précède chacun d'eux cache les têtes de ceux qui sont devant.

Pour arrêter la division, l'instructeur commande :

*Division,* — *Halte,* — *Gauche* — **Front.**

Dans la *marche de flanc,* les changements de direction s'exécutent au commandement de :

*Par file à droite* (ou à gauche) — **Marche.**

Le premier commandement est fait quand la division est près d'arriver au point où doit avoir lieu le changement.

Celui de *marche,* au moment même où s'exécute le mouvement. La file qui se trouve du côté de la direction restreint le pas et tourne en quelque sorte à angle droit, tandis que la file opposée marche vivement en traçant un arc de cercle.

Il est bien entendu que chaque file doit opérer sa conversion à la même place que la première.

La division étant en marche par le flanc, si le professeur veut faire *dédoubler les files,* c'est-à-dire remettre les élèves sur deux rangs, il commande :

*Dédoublez les files —* **Marche.**

Au commandement de *marche,* les numéros qui ont doublé reprennent la place qu'ils occupaient primitivement ; ceux du second rang appuient pour se replacer à côté de leur chef de file, et la division continue à marcher sur deux rangs.

Quand le professeur veut faire remettre la division sur quatre rangs pendant la marche, il commande :

*Doublez les files —* **Marche.**

Au commandement de *marche,* les numéros qui ont à doubler allongent un peu le pas pour se porter à droite ou à gauche en avant, selon les principes du mouvement de flanc.

## MARCHE DE FRONT

Après avoir aligné la division, le professeur place à la droite ou à la gauche l'élève le plus habile et commande :

*En avant, guide à droite* (ou à gauche) *—* **Marche.**

Au commandement de *marche,* la division entière part vivement du pied gauche.

*(Recommander aux élèves de conserver l'intervalle qui doit les séparer de leur voisin du côté du guide, d'obéir à toute pression qui vient de ce côté et de résister à celle qui viendrait du côté opposé.)*

Lorsque les élèves sont près d'arriver à l'extrémité du préau ou de la cour dans laquelle a lieu l'exercice, l'instructeur commande :

*Demi-tour à droite* — **Marche.**

Au commandement de *marche,* qui est prononcé au moment où le pied gauche est en l'air, l'élève pose ce pied à terre, fait face en arrière en pivotant sur le pied gauche, rapporte le pied droit à côté du gauche dans la nouvelle direction et repart de ce dernier.

———

Lorsque le professeur veut arrêter la division au moment où s'exécute le *demi-tour,* il commande :

*Demi-tour à droite* — **Halte.**

Au commandement de *halte,* les élèves exécutent le demi-tour comme il est dit ci-dessus, rapportent le pied droit à côté du gauche sur l'alignement et s'arrêtent.

———

Pour faire passer de la *marche de flanc à la marche de front* et réciproquement, suivre les principes prescrits par ces mêmes mouvements de *pied ferme.*

## MARCHE OBLIQUE

Commandement : *Oblique à droite* — **Marche.**

Au commandement de *marche,* qui est fait un moment avant que le pied gauche soit prêt à se poser à terre, chaque élève fait un *demi à droite,* marche ensuite droit devant lui dans la nouvelle direction, en réglant son pas de manière que ses épaules soient placées parallèlement à celles de son voisin de ce côté, et que la tête de ce dernier lui cache celle des autres élèves dans le rang.

Le professeur, voulant faire reprendre la marche directe, commande : *En avant* — **Marche.**

Au commandement de *marche,* qui est fait un moment avant que le pied droit pose à terre, chaque élève fait un *demi à gauche* et marche ensuite droit devant lui, en se conformant aux principes de la marche directe.

(L'*Oblique à gauche* se fait d'après les mêmes principes, en substituant chaque fois le mot *gauche* au mot *droite.)*

Pour arrêter la division, le professeur commande : *Division* — **Halte.**

Les marches de front, directes ou obliques, peuvent, de même que la marche de flanc, s'exécuter au pas accéléré ou au pas gymnastique.

## CHANGEMENT DE DIRECTION

Il y a deux sortes de changement de direction : les changements de pied ferme et les changements en marchant.

Pour faciliter l'exécution de ces changements, le professeur pourra diviser sa division en deux ou trois sections. Dans ce but, il formera autant de sections que l'exigera la disposition du local. Pour cela la division se composant, par exemple, de 30 élèves, et le profes-

seur voulant former deux sections, avertira le n° 15
qu'il devient la gauche de la première et le 16 qu'il est la
droite de la deuxième. Ce même 16 deviendra donc
chef de file de la deuxième section au même titre que
le n° 1 de la première, et il fera comme lui : par le
flanc droit, au moment du changement de direction.

## CHANGEMENT DE DIRECTION DE PIED FERME

Commandement : *Division ou sections à droite —*
**Marche.**

Au commandement de *marche,* le premier de chaque
section fait par le flanc droit, les autres font un demi à
droite, se portent vivement en ligne par le chemin le plus
court, en observant de n'y arriver que successivement,
en s'alignant d'eux-mêmes à droite, d'après les principes que nous avons indiqués.

Après avoir vérifié l'alignement, le professeur commande :

**Fixe.**

Au commandement de fixe, les élèves laissent tomber
la main gauche dans le rang et replacent la tête dans la
position directe.

## CHANGEMENT DE DIRECTION EN MARCHANT

Lorsque les élèves exécutent bien les changements de
pied ferme, on les exerce à changer de direction en
marchant.

Pour cela, la division étant en marche, le professeur
commande :

*Changement de direction à droite —* **Marche.**

Le premier commandement se fait lorsque la division
est à quatre pas du point de conversion ; à celui de :

*marche,* qui est fait au moment où le guide arrive à ce point, l'élève qui est au pivot, au lieu de faire *à droite,* se conforme au mouvement de l'aile marchante, marche à petits pas et gagne ainsi du terrain en décrivant, en petit, la courbe que l'aile marchante décrit en grand. Les autres élèves tournent la tête du côté de l'aile marchante, observent leurs intervalles de ce côté et se conforment au mouvement en restreignant d'autant plus le pas qu'ils sont plus rapprochés du pivot.

La conversion étant achevée, le professeur commande :

*En avant* — **Marche.**

Le premier commandement doit être prononcé lorsqu'il reste environ quatre pas à faire pour que la conversion soit terminée.

Au commandement de *marche,* qui a lieu au moment où s'achève le mouvement, l'aile marchante se dirige droit en avant et toute la division reprend le pas ordinaire.

(Mêmes principes pour le côté gauche.)

Le professeur voulant arrêter la division, commande :

*Division* — **Halte.**

Et pour terminer l'exercice :

*Rompez vos rangs* — **Marche.**

# EXERCICES DES HALTÈRES

—

Pour faire suite à nos exercices sans instruments
et fournir aux personnes qui veulent s'exercer
chez elles un complément d'exercices plus énergiques, mais toujours faciles, salutaires et peu
dispendieux, nous donnons ci-après une série de
mouvements s'exécutant avec des haltères, une
série avec barres à sphères en bois, une autre
avec barres à sphères en fer, et une dernière avec
des massues.

Ces exercices développent puissamment la mus-
culature, stimulent la circulation et activent la
combustion ; ils conviennent aux garçons à partir
de l'âge de douze ans ; aux jeunes gens lesquels
ont besoin, au point de vue moral encore plus
qu'au point de vue physique, de l'équilibration
de toutes leurs énergies ; et enfin aux personnes
pléthoriques qui veulent obtenir la transpiration
nécessaire pour éliminer les productions anor-
males et les parties usées, afin de faire place à
des éléments plus jeunes, plus sains et plus
vivaces.

Il ne faut pas faire comme ces malades qui,
dans les stations thermales, ingurgitent jusqu'à

quinze et vingt verres d'eau minérale par jour, s'imaginant que plus ils absorbent de ce liquide, plus prompt et plus sûr est le traitement. Il ne faut pas plus se donner des indigestions de Gymnastique qu'il ne faut abuser de la nourriture, de la boisson, de toutes les choses indispensables à l'existence. Le meilleur remède devient un poison quand la dose est trop forte. La modération en tout est le suprême secret d'une santé constante, d'une intelligence alerte, d'un travail facile et soutenu, d'un caractère gai et toujours égal.

Mais revenons à nos haltères.

Le poids de ces instruments peut varier de 4 à 16 kilos *la paire*, selon l'âge et la force du sujet.

En principe, adopter un numéro plutôt audessous qu'au-dessus de sa force. Il est toujours préférable de chercher dans la répétition du mouvement l'effet qu'on veut obtenir ou la fatigue qu'on veut s'imposer. Il ne faut pas pousser cette fatigue jusqu'à la lassitude; il faut au contraire s'arrêter quand l'effort commence à devenir pénible.

# EXERCICES

**PREMIER EXERCICE.** — *Les pieds assemblés, les bras en arrière, flexion verticale des avant-bras,* — en deux temps — (six fois).

CADENCE MODÉRÉE

(Le mouvement s'exécute en 2 secondes.)

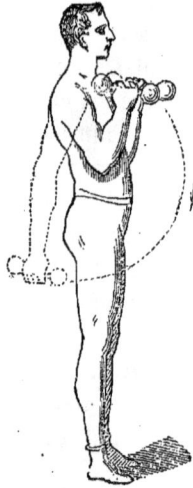

Premier exercice.

*Au premier temps,* on porte les haltères aux épaules en fléchissant les avant-bras sur les bras ; *au deuxième,* on les laisse retomber et on les tend vigoureusement en arrière.

Deuxième exercice. — *Les haltères aux*
*épaules, lever alternativement les bras en l'air,*
— en deux temps — (six fois).

CADENCE MODÉRÉE
(2 secondes.)

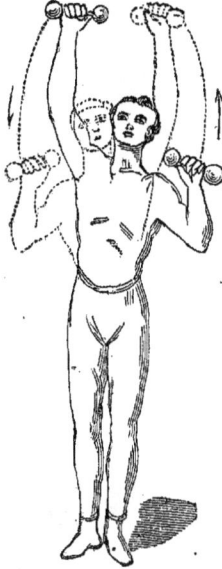

Deuxième exercice.

*Au premier temps*, on lève verticalement le
bras droit pendant que le buste fléchit légèrement vers la gauche ; *au deux*, on exécute le
même mouvement avec l'autre bras, pendant que
le buste se penche vers la droite et que le poignet
droit descend à l'épaule.

RÈGLE GÉNÉRALE. — Toutes les fois qu'on lève un poids : haltère, barre ou massue, latéralement ou verticalement, le regard doit suivre le poids, et la tête doit, par conséquent, se tourner

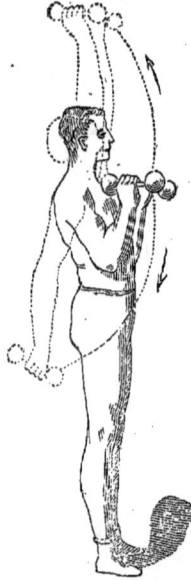

Troisième exercice.

de côté ou fléchir en arrière selon la direction du mouvement.

Il va de soi que, lorsqu'on lève en même temps un poids de chaque main, latéralement et horizontalement, on doit regarder devant soi.

TROISIÈME EXERCICE. — *Flexion et extension*

*verticale des bras,* — en quatre temps — (six
fois).

CADENCE MODÉRÉE
(3 à 4 secondes.)

*Au premier temps,* on porte les haltères aux
épaules, comme dans le septième exercice de la

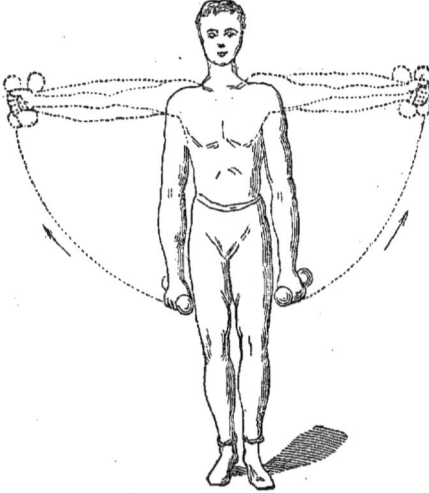

Quatrième exercice.

leçon sans instrument ; *au deux,* on tend les bras
verticalement en inclinant la tête en arrière ;
*au trois,* on ramène perpendiculairement les
haltères aux épaules ; *au quatre,* on laisse retomber les bras en les portant vigoureusement en
arrière.

QUATRIÈME EXERCICE. — *Extension latérale*

*et rotation des bras,* — en quatre temps — (quatre fois).

CADENCE MODÉRÉE

(3 à 4 secondes.)

*Au premier temps,* on étend les bras de chaque

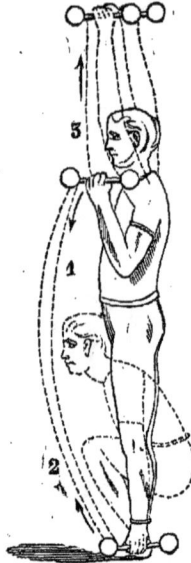

Cinquième exercice.

côté du corps ; *au deux,* on les tourne en dehors ; *au trois,* en dedans ; *au quatre,* on les laisse retomber le long du corps.

CINQUIÈME EXERCICE. — *Les haltères aux épaules, flexion et extension verticale des membres,* — en quatre temps — (six fois).

CADENCE MODÉRÉE

CADENCE MODÉRÉE

(3 à 4 secondes.)

*Au premier temps*, on fléchit les genoux sans pencher le corps, en descendant les haltères, par une courbe allongée, jusqu'à ce qu'ils arrivent près du sol ; *au deux*, on se relève vivement en fléchissant les avant-bras sur les bras ; *au trois*,

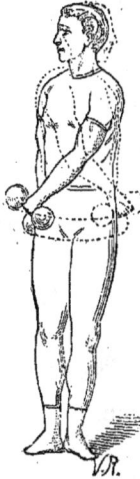

Sixième exercice.

on tend les bras verticalement en inclinant la tête en arrière; *au quatre*, on ramène perpendiculairement les haltères aux épaules.

SIXIÈME EXERCICE. — *Balancer les haltères à droite et à gauche*, — en deux temps — (six fois).

*Au premier temps*, on lance les deux haltères à droite, par un élan énergique qui entraîne le corps dans un mouvement de rotation, et de façon que le poignet de la main droite vienne toucher la hanche gauche, celui de la main gauche, la hanche droite.

Les jambes doivent être maintenues fixes pour résister au mouvement d'entraînement de la partie supérieure du corps; *au deuxième temps*, on répète l'exercice dans le sens opposé.

SEPTIÈME EXERCICE. — *Les jambes écartées, les bras en l'air, balancer les haltères entre les jambes,* — en deux temps — (six fois).

CADENCE LENTE

(3 secondes.)

(Voir le dessin et l'explication du même exercice sans instrument. Page 224, n° 32.)

HUITIÈME EXERCICE. — *La jambe droite en avant, les haltères aux épaules, fléchir sur la jambe et se relever,* — en quatre temps — (six fois).

CADENCE MODÉRÉE

(3 à 4 secondes.).

*Au premier temps*, on fléchit le corps sur la cuisse droite en laissant tomber les bras jusqu'à ce que les haltères touchent le sol ; *au deux*, on se relève en les reportant aux épaules ; *au trois*, on tend les bras verticalement en inclinant la tête

en arrière ; *au quatre*, on ramène perpendiculairement les haltères aux épaules.

Assembler les pieds et répéter l'exercice en
portant la jambe gauche en avant.

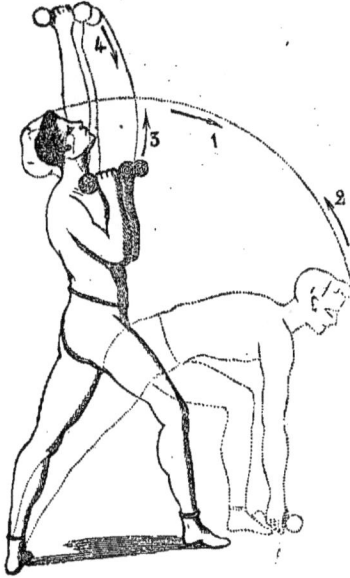

Huitième exercice.

NEUVIÈME EXERCICE. — *La jambe droite en
avant, balancer alternativement les haltères en
avant et en arrière,* — en deux temps — (six
fois).

La jambe droite étant vigoureusement campée
en avant, on lance au premier temps le bras droit

tendu aussi haut que le peut permettre l'extension en arrière du bras gauche qui doit se faire en
même temps. La tête suit le mouvement du bras
qui s'élève ; *au second temps*, le bras gauche
s'élève pendant que le bras droit descend, et ainsi
de suite.

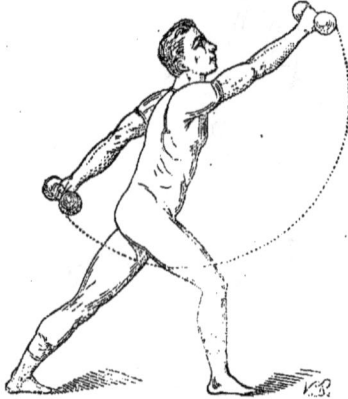

Neuvième exercice.

DIXIÈME EXERCICE. — *Plier les genoux,
poser les haltères devant soi ; — les mains sur
les boules, jeter les jambes en arrière, flexion
et extension des bras,* — en deux temps — (six
fois).

CADENCE LENTE

(2 secondes 1/2 à 3 secondes.)

On fléchit d'abord les genoux pour poser les
haltères devant soi. On place ensuite les mains
ouvertes sur les haltères, et on s'appuie sur les

16.

bras pour lancer les jambes horizontalement en arrière.

Le corps étant placé dans la position horizontale, les bras tendus perpendiculairement aux épaules, la tête cambrée en arrière ; *au premier temps*, on fléchit sur les bras en portant légèrement les coudes en dehors ; *au deux*, on se soulève en tendant les bras.

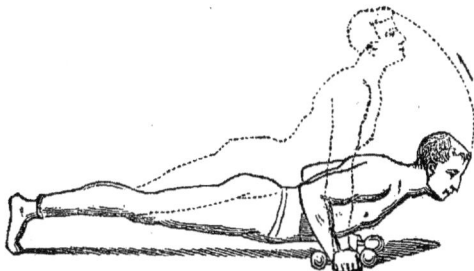

Dixième exercice.

L'exercice terminé, le professeur commande : *Ramenez les jambes. — Relevez-vous.*

Au commandement de : *ramenez les jambes*, on appuie sur les haltères et, par un petit saut en avant, on ramène les jambes sous le corps, de façon à se trouver accroupi ; au commandement de : *relevez-vous*, on se redresse vivement en enlevant les haltères pour les rapporter à leur place.

# EXERCICES

## DE LA BARRE A SPHÈRES

—

La barre à sphères en bois est un des instruments de Gymnastique à la fois les plus simples, les plus ingénieux et les plus utiles. Il n'en est pas de meilleur pour ouvrir la poitrine, dégager les épaules, redresser et fortifier la taille des enfants faibles et des jeunes filles qui se voûtent ou qui ont des prédispositions aux déviations de la taille. Il n'en est pas de plus efficace pour entretenir, chez les gens d'âge mûr, la souplesse des bras et du corps.

La barre à sphères peut, au besoin, être remplacée par une longue canne; mais, autant que possible, la barre devra être employée de préférence, les sphères placées à ses extrémités offrant le double avantage de donner à l'instrument un peu plus de poids, et de retenir les mains qui pourraient lâcher la canne dans les mouvements difficiles, surtout dans les mouvements à deux.

La longueur de la barre à sphères (sphères comprises) ne doit pas dépasser 1 mètre à 1 mètre 10 cent. pour les enfants au-dessous de douze ans ; au-dessus de cet âge, le type adopté mesure uniformément 1 mètre 30 cent.

La circonférence de la boule est de 16 à 18 cent., celle de la barre de 8 centimètres.

Les exercices 8 et 13 doivent être supprimés pour les femmes, comme tous ceux exigeant une trop forte extension des muscles de la paroi abdominale.

Les garçons de douze ans et les adultes remplaceront les barres de bois par des barres en fer de 6 à 16 kilos, suivant leur force respective, à partir du neuvième exercice. Il faut que la barre soit assez lourde pour exiger un effort réel, sans cependant que le poids puisse nuire à l'essor des mouvements.

# BARRES EN BOIS

PREMIER EXERCICE. — *Elever la barre à bras tendus au-dessus de la tête,* — en deux temps — (six fois).

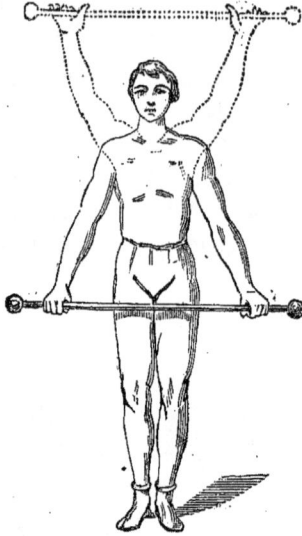

Premier exercice.

CADENCE MODÉRÉE

(2 secondes.)

Au commandement de *une*, on porte la barre à

bras tendus au-dessus de la tête, les doigts ouverts, la barre reposant entre le pouce et l'index sur la paume de la main, les bras et le corps cambrés en arrière ; *au deux,* on ramène la barre à son point de départ, toujours sans fléchir les bras.

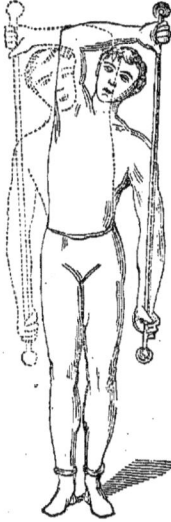

Deuxième exercice.

Pendant le mouvement ascensionnel, les yeux doivent être constamment fixés sur la barre.

DEUXIÈME EXERCICE. — *Porter la barre verticalement à droite et à gauche, en fléchissant le corps latéralement,* — en deux temps — (six fois).

CADENCE MODÉRÉE
(2 secondes 1/2.)

*Au premier temps*, on incline le corps à droite en faisant basculer la barre de gauche à droite, jusqu'à ce que l'avant-bras gauche se trouve fléchi horizontalement au-dessus de la tête ; *au deux*, on descend le bras gauche et on remonte le bras droit en inclinant le corps à gauche.

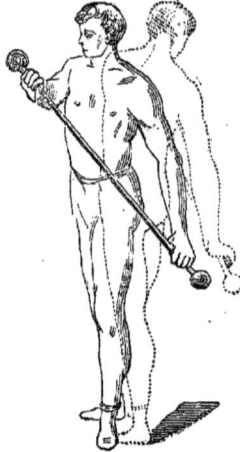

Troisième exercice.

(Dans ce mouvement, chaque bras doit exécuter un parfait demi-cercle.)

TROISIÈME EXERCICE. — *Torsion du corps en portant obliquement la barre en arrière,* — en deux temps — (six fois).

CADENCE MODÉRÉE

(2 secondes 1/2.)

*Au premier temps,* on lance la main gauche

vers l'épaule droite, en tournant le corps de gauche à droite, et en portant la main droite en arrière.

*Au deux*, on exécute le mouvement opposé, c'est-à-dire qu'on porte la main droite vers

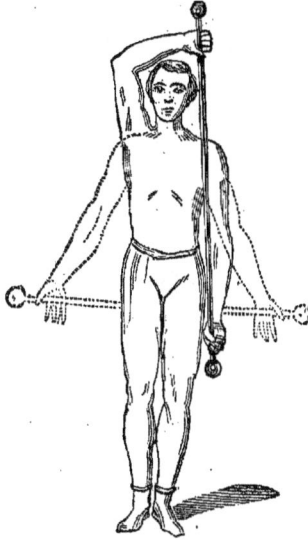

Quatrième exercice.

l'épaule gauche et la main gauche en arrière à droite.

Les pieds doivent être maintenus immobiles.

QUATRIÈME EXERCICE. — *Elever la barre à droite verticalement, la descendre horizontalement derrière le dos et la ramener verticale-*

*ment devant soi, mouvement continu,* — en trois temps — (six fois).

CADENCE MODÉRÉE

(3 secondes.)

Au commandement de *une*, on élève verticalement la barre de gauche à droite, en fléchissant l'avant-bras gauche de façon qu'il vienne se placer horizontalement au-dessus de la tête; *au deux*, on porte le bras gauche derrière la tête et on descend la barre au dos, jusqu'à ce que les deux bras se trouvent tendus parallèlement en arrière. (Pour faciliter ce mouvement, il faut tenir la barre entre le pouce et l'index, les autres doigts ouverts.) — *Au trois*, on remonte le bras droit vers le gauche pour ramener la barre devant soi.

On répète ensuite le même exercice six fois du côté opposé.

CINQUIÈME EXERCICE. — *La barre au dos,* — en deux temps — (six fois).

CADENCE MODÉRÉE

(2 secondes.)

*Au premier temps*, on élève la barre à bras tendus au-dessus de la tête et on la descend sans arrêt jusqu'au bas du dos; *au deux*, on la ramène par devant, en la tenant comme dans le deuxième temps de l'exercice précédent, entre le pouce et l'index, les autres doigts ouverts.

(Les hommes développeront davantage le mou-

17

vement en portant au premier temps la jambe
droite en avant, en la ramenant en place au
second, et en répétant alternativement l'exercice,
avec la jambe gauche placée en avant.)

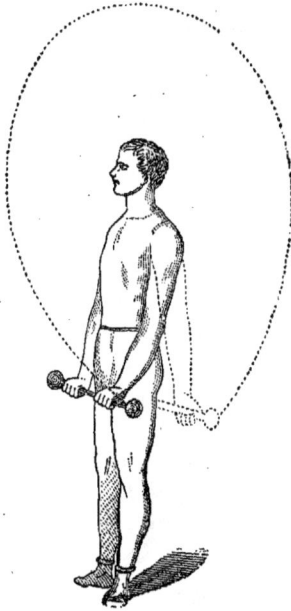

Cinquième exercice.

SIXIÈME EXERCICE. — *Les bras en l'air, descendre et remonter la barre sans plier les
genoux, — en deux temps — (six fois).*

CADENCE TRÈS LENTE

(4 secondes.)

*Au premier temps,* on abaisse le corps en avant jusqu'à ce que les doigts touchent le sol, ou plutôt jusqu'à ce qu'on sente une légère douleur au mollet, ce qui indique que le mouve-

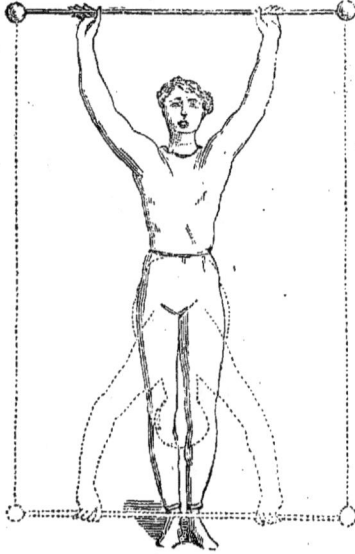

Sixième exercice.

ment est suffisamment développé ; *au deux,* on se relève en cambrant le corps en arrière.

Pendant cet exercice, les bras et les jambes doivent rester constamment tendus. Au mouvement d'élévation, on tend les bras en arrière en cambrant le corps.

Septième exercice. — *Les jambes écartées,*
*— la barre en l'air, rotation et torsion du corps*
*à droite et à gauche, — en deux temps — (six*
*fois).*

CADENCE LENTE

(3 secondes.)

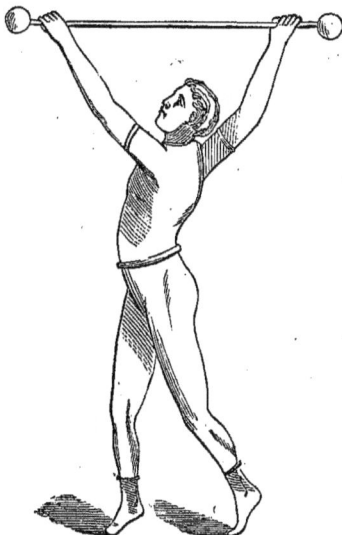

Septième exercice..

*Au premier temps,* on tourne énergiquement
le corps à droite en pivotant sur la pointe du pied
gauche.

*Au deux,* on exécute le même mouvement du
côté gauche en pivotant sur la pointe du pied droit.

Huitième exercice. — *La jambe droite en*
*avant, — descendre la barre et la relever à*
*bras tendus au-dessus de la tête, — en deux*
temps — (six fois) (\*\*).

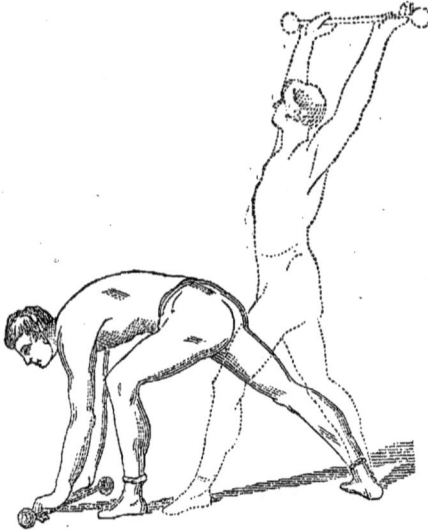

Huitième exercice.

CADENCE TRÈS LENTE
(4 secondes.)

*Au premier temps*, on fléchit le corps sur la
jambe droite en descendant la barre jusqu'au
sol ; *au deux*, on se redresse en portant la barre
à bras tendus au-dessus de la tête et en cambrant
énergiquement le corps en arrière.

Commander : **Halte !** *Assemblez les pieds.*

Et répéter l'exercice en faisant porter la jambe gauche en avant.

(Ne pas oublier, dans tous les exercices où la jambe qui se porte en avant fléchit au premier temps, de tendre cette jambe au second temps.)

NEUVIÈME EXERCICE. — *Porter la barre à la poitrine, les mains renversées, la jambe droite*

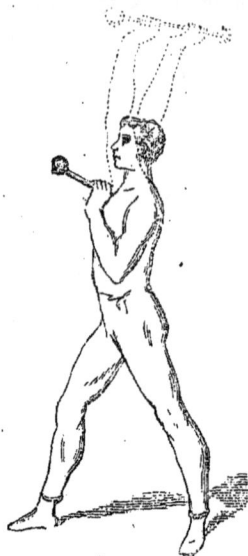

Neuvième exercice.

*en avant, lever et descendre la barre verticalement, — en deux temps — (six fois).*

CADENCE MODÉRÉE

(2 secondes.)

La barre posée à terre et en travers, l'élève,

ayant les pieds réunis au milieu, fléchit sur les jarrets pour la prendre et la porter à la poitrine en renversant les poignets, les ongles en l'air.

*Au premier temps*, lever la barre verticalement devant soi en pliant la jambe droite, en

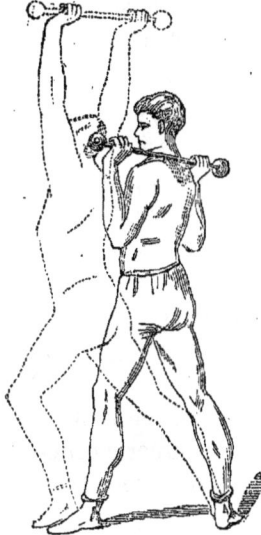

Dixième exercice.

inclinant la tête et cambrant les reins en arrière ; — *au deux*, descendre la barre sur la poitrine.

Au commandement de *halte, assemblez les pieds*, on ramène la jambe droite près de la gauche, et on exécute six fois le même mouvement en plaçant la jambe gauche en avant.

DIXIÈME EXERCICE. — *La jambe droite en*

avant, *la barre derrière la tête, la lever verti-*
*calement et la redescendre au point de départ,*
— en deux temps — (six fois).

CADENCE MODÉRÉE

(2 secondes.)

POSITION : On porte d'abord la jambe droite en
avant et la barre derrière la tête.

*Au premier temps*, on lève les bras verticalement, pendant que la jambe droite exécute une
légère flexion en avant ; *au deux*, on descend la
barre derrière la tête, en relevant la jambe fléchie.

Il faut tenir la tête droite, c'est-à-dire ne la
pencher ni en avant, ce qui serait disgracieux et
mauvais, ni en arrière, ce qui pourrait gêner le
mouvement de la barre qui ne doit pas toucher
aux épaules.

L'exercice terminé, on ramène la jambe droite
près de la gauche, on porte celle-ci en avant et on
exécute de nouveau six fois l'exercice.

OBSERVATION. — Les deux exercices ci-dessus
peuvent être exécutés d'abord les pieds étant
réunis. L'attitude avec une jambe en avant a
pour but de rendre les mouvements beaucoup
plus énergiques, et d'y faire participer la partie
inférieure du corps.

ONZIÈME EXERCICE. — *La jambe droite en*
*avant,* — *descendre la barre jusqu'à la pointe*
*du pied droit et se relever,* — en quatre temps
— (six fois).

17.

(4 secondes.)

(Voir, page 280, le dessin et l'explication du huitième exercice de la leçon des haltères.)

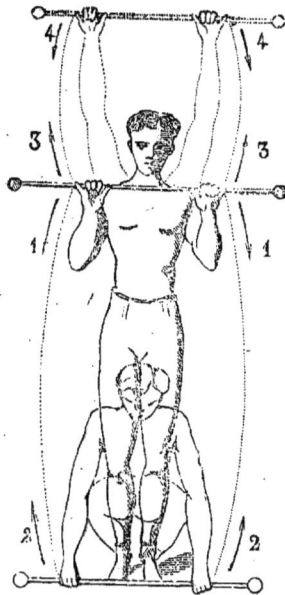

Douzième exercice.

DOUZIÈME EXERCICE. — *Flexion des jambes et élévation verticale de la barre,* — en quatre temps — (six fois).

*Au premier temps,* on porte la barre à terre horizontalement en fléchissant les jarrets sur la pointe des pieds, les talons en l'air ; *au deux,* on se relève en ramenant vivement la barre à la poitrine ; *au trois,* on tend les bras verticalement en inclinant la tête en arrière ; *au quatre,* on descend la barre à la poitrine.

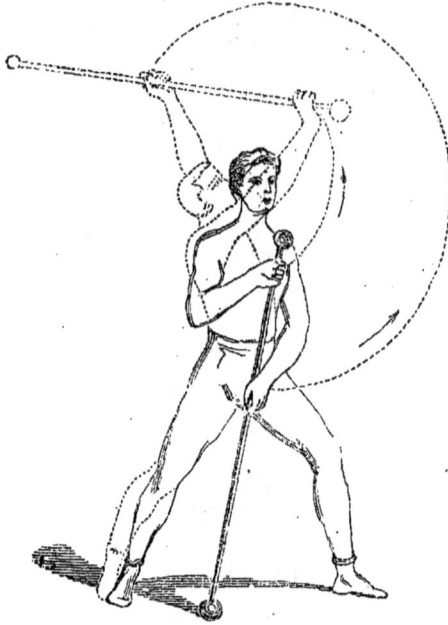

Treizième exercice.

TREIZIÈME EXERCICE. — *Les pieds réunis, prendre la barre de la main gauche et la lever verticalement devant soi ; un grand pas à droite, par la main droite prendre la barre au milieu, et la balancer de côté,* — en deux temps — (six fois).

CADENCE LENTE

(4 secondes.)

Après avoir saisi la barre avec la main gauche et l'avoir levée verticalement devant soi, le poignet tourné en dehors et le pouce en bas, on fait un grand pas à droite et la main droite vient prendre la barre au milieu, le poignet renversé, le pouce en dehors.

*Au premier temps,* on enlève la barre de façon que la boule qui touche le sol décrive un demi-cercle et jusqu'à ce qu'elle se trouve penchée un peu en arrière. (La jambe droite doit fléchir pendant ce mouvement.)

*Au deux,* on ramène la barre à la position verticale, mais en la portant un peu en arrière sans lui faire toucher le sol, pour reprendre vigoureusement le premier temps.

On fait ensuite un demi-tour à gauche, on change les mains et on balance six fois de ce côté.

Et le professeur commande : *Assemblez les pieds.*

## BARRES A DEUX

—

Position : Les élèves étant placés deux par deux, face à face (ce que le professeur obtiendra en faisant faire *demi-tour* au premier rang), tiennent de la main droite, les ongles en avant, la barre verticalement devant eux, l'une des sphères posant à terre.

Le professeur commande :

*La main gauche à la barre, tournez main droite; — rentrez main gauche, présentez barre, retirez la main en arrière.*

Au commandement de : *la main gauche à la barre*, l'élève porte cette main à droite au-dessous de la boule, près de l'épaule ; au commandement de : *tournez main droite*, il passe la main droite entre le corps et la barre qu'il saisit, l'extérieur de la main en dedans, les ongles en arrière ; au commandement de : *rentrez main gauche*, celle-ci redescend vivement dans le rang ; au commandement de : *présentez barre*, l'élève fait basculer la barre en avant pour la présenter à son partenaire qui la saisit de la main gauche et la maintient, pendant qu'il recule vivement la main droite près de la boule.

Observations : Pour éviter toute confusion, les élèves qui font face au professeur commencent toujours les mouvements, soit alternatifs, soit simultanés.

Pour les barres à sphères à deux, les garçons jusqu'à l'âge de douze ans et les filles, grandes et

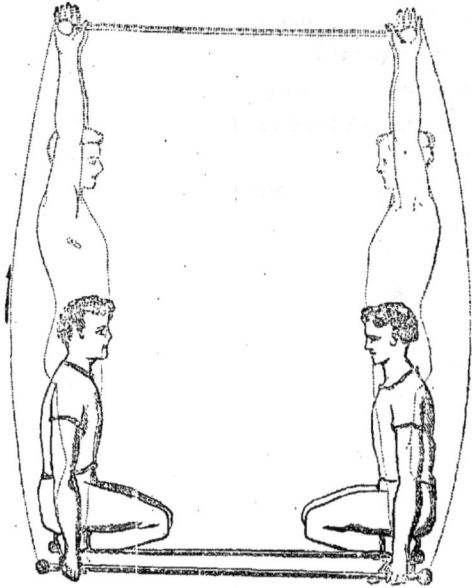

Quatorzième exercice.

petites, se serviront de barres à sphères en bois. Les adolescents et les adultes prendront des barres en fer de 3 à 6 kilos.

QUATORZIÈME EXERCICE. — COMMANDEMENT. *Les bras en l'air, demi-cercles simultanés en pliant les genoux,* — en deux temps — (six fois).

CADENCE MODÉRÉE
(2 secondes 1/2.)

Tendre d'abord, par un mouvement latéral, les bras au-dessus de la tête ; au commandement de *une*, fléchir les genoux en abaissant les bras par un vaste demi-cercle jusqu'à ce que les sphères touchent le sol ; *au deux*, se relever vivement en ramenant les bras en l'air par le même mouvement.

Au commandement de *halte*, laisser retomber les bras le long du corps.

PROGRESSION. — Le professeur pourra d'abord faire exécuter cet exercice, sans flexion des jambes.

On peut le faire d'une façon beaucoup plus énergique en élevant les bras pendant qu'on plie les jambes.

QUINZIÈME EXERCICE. — *Demi-cercles alternatifs par grands pas de côté,* — en deux temps — (six fois).

CADENCE ACCÉLÉRÉE
(2 secondes.)

*Au premier temps,* les deux émules font un grand pas de côté. Celui qui est en face du professeur part du pied droit, l'autre du pied gauche, et ils élèvent la barre par un demi-cercle partant du milieu de la cuisse pour arriver au-dessus de la tête. *Au deuxième temps,* ils ramènent la jambe et le bras en place et continuent du côté opposé. Cet exercice doit être exécuté avec beaucoup d'énergie.

SEIZIÈME EXERCICE. — COMMANDEMENT: *La jambe droite en avant, le bras gauche en arrière, mouvement horizontal alternatif des barres, —* en trois temps — (six fois).

CADENCE ACCÉLÉRÉE

(2 secondes.)

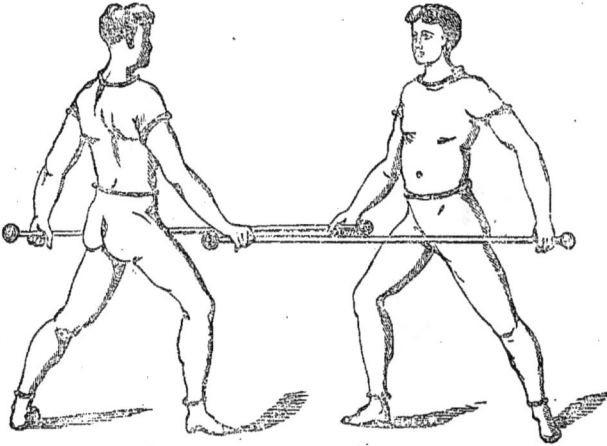

Seizième exercice.

Au commandement de *une*, lancer le bras gauche horizontalement en avant; *au deux*, lancer le bras droit en avant, pendant qu'on retire le gauche en arrière; *au trois*, lancer de nouveau le bras gauche, mais avec plus de force. Continuer pendant six fois sans interruption, en ayant soin de bien allonger le bras au troisième temps.

Au commandement de *halte*, assembler les pieds.

OBSERVATION. Quand l'espace le permet, cet exercice s'exécute en marchant et le pas en avant se commence au troisième temps, de façon que le pied pose à terre au moment où l'on dit : *un*.

Pour revenir en arrière, on commande : *en arrière, deux, trois.*

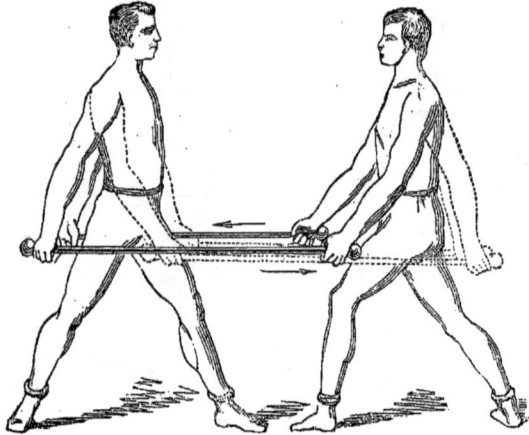

Dix-septième exercice.

DIX-SEPTIÈME EXERCICE. — COMMANDEMENT. *La jambe gauche en avant, les bras tendus en arrière, mouvement horizontal simultané,* — en deux temps — (six fois).

CADENCE ACCÉLÉRÉE

(1 seconde 1/2.)

Au commandement de *une,* les élèves qui font

face au professeur et auxquels s'applique le commandement de : *les bras tendus en arrière*,
lancent les barres en avant ; *au deux*, ils les
retirent en arrière et ce double mouvement est
répété six fois sans interruption.

Au commandement de *halte*, assembler les
pieds.

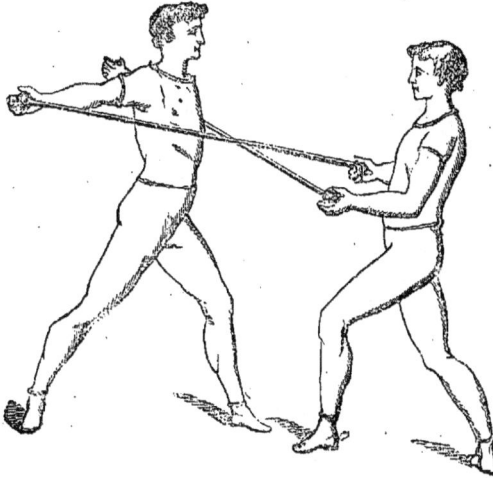

Dix-huitième exercice.

Cet exercice s'exécute de même en marchant ;
au commandement de : *en arrière*, qui se prononce lentement, les bras continuent leur mou-
ment, mais les jambes s'arrêtent pour repartir
en arrière.

DIX-HUITIÈME EXERCICE. — COMMANDEMENT.
*La jambe gauche en avant, croiser les barres,*

— *extension des bras*, — en deux temps — (six fois).

CADENCE LENTE
(2 secondes.)

Au commandement de *croisez les barres*, les élèves qui font face au professeur passent la barre gauche dans la main droite et la droite dans la main gauche ; ils prennent les sphères dans leurs mains, la paume tournée vers leur émule qui saisit les sphères opposées de la même manière et ouvre un peu les bras en arrière.

Au commandement de *une*, pousser les barres en avant, en pliant la jambe gauche, jusqu'à ce que l'opposant ait les bras entièrement ouverts ; *au deux*, revenir en arrière jusqu'à ce qu'on ait, à son tour, les bras bien étendus et les épaules complètement effacées.

Au commandement de *halte*, assembler les pieds et décroiser les bras.

DIX-NEUVIÈME EXERCICE. — COMMANDEMENT. *La jambe droite en avant, les barres au-dessus de la tête, les sphères dans les mains, mouvement horizontal alternatif,* — en trois temps — (six fois)(\*.) (.\*.).

CADENCE MODÉRÉE
(2 secondes.)

Après avoir avancé la jambe droite, les élèves prennent les barres par les sphères et les soulèvent par un mouvement latéral, les bras à demi ployés jusqu'au-dessus de la tête, les paumes des mains tournées en avant.

Au moment où les bras arrivent à la verticale, on fléchit sur la jambe droite en portant la tête en arrière.

Dans cet exercice, le corps doit se cambrer

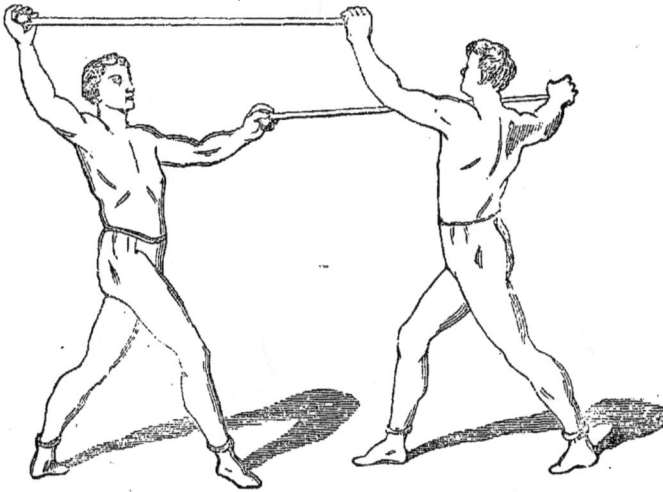

Dix-neuvième exercice.

vigoureusement en arrière avec une résistance assez marquée au mouvement d'impulsion.

Au commandement de *une*, lancer le bras gauche horizontalement en avant; *au deux*, lancer le bras droit pendant qu'on retire le gauche en arrière; *au trois*, lancer de nouveau le bras gauche, mais avec plus de force et poursuivre le mouvement sans interruption, en ayant toujours soin d'allonger le bras au troisième temps.

Au commandement de *halte*, assembler les pieds.

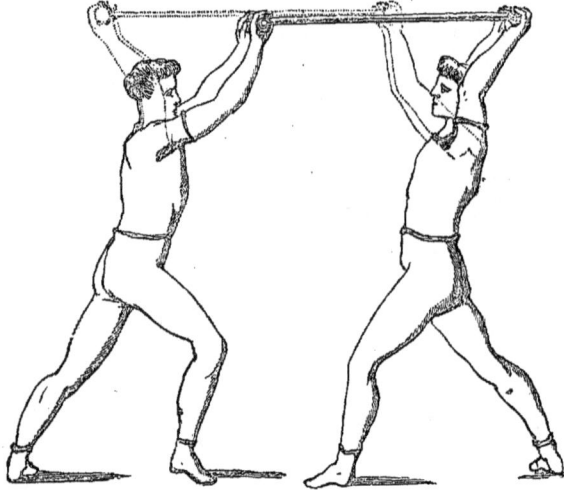

Vingtième exercice.

VINGTIÈME EXERCICE. — *La jambe gauche en avant, les bras penchés en arrière, mouvement simultané des deux bras,* — en deux temps — (six fois) (\*₊) (₊\*₊).

CADENCE LENTE

(2 secondes.)

Au commandement de *une*, les élèves qui font face au professeur, et auxquels s'applique le commandement de : *les bras penchés*, lancent

les barres en avant, en pliant la jambe gauche ;
*au deux*, ils les retirent en arrière, en cambrant
les reins, et répètent six fois ce double mouvement sans interruption.

Au commandement de *halte*, assembler les
pieds et laisser retomber les bras le long du
corps.

(Nous rappelons que l'exercice est toujours
commencé par l'élève placé en face du professeur.)

Les exercices des barres à sphères terminés, le
professeur commande : *La jambe gauche en
avant, reprenez barre — assemblez les pieds.*

Au premier commandement, les élèves portent
la jambe gauche en avant, pendant qu'ils élèvent
le bras gauche pour porter la barre verticalement
à la droite de leur partenaire qui la saisit et la
pose à terre, en assemblant les pieds en arrière.

# EXERCICES DES MASSUES
## OU MILS

L'exercice des massues remonte à la plus haute antiquité ; c'est une des premières armes que les peuples primitifs aient instinctivement songé à employer pour leur défense. Les Grecs et les Romains en firent plus tard un moyen de développement et d'hygiène, en leur donnant une place importante dans les exercices de leurs gymnases.

Parmi les peuples modernes, les Persans paraissent les avoir adoptées et en avoir fait leur Gymnastique de prédilection. Il en est également fait mention dans les ouvrages qui traitent de la Gymnastique thérapeutique des Indiens. Enfin les Anglais, nos voisins, travaillent le mil avec une véritable passion.

On ne saurait songer à en faire un instrument de Gymnastique exclusive, mais on en peut obtenir d'excellents résultats.

L'exercice des massues fortifie les reins et développe la poitrine et les épaules. Il agrandit donc le champ de la respiration et peut être utilement recommandé aux jeunes gens qui ont des prédispositions à l'asthme ou à la phthisie.

On comprend aussi la vigueur que cet exercice peut développer dans l'articulation du poignet ainsi que dans les muscles rotateurs, les abducteurs et les adducteurs de l'avant-bras.

Il réclame une grande dépense de force et doit, pour cette raison, dans la leçon du plancher, être pratiqué le dernier, ou tout au moins après une série de mouvements préparatoires.

Certains amateurs se servent de massues énormes: ils ont tort. L'exercice du mil, pour être bien fait, profiter au corps sans l'alourdir et sans congestionner les viscères, doit être exécuté avec des instruments relativement assez légers, afin qu'on puisse les manier sans trop de peine.

C'est pour cela qu'il faut, au début, et jusqu'à ce que l'on soit parfaitement familiarisé avec ces instruments, décomposer les mouvements s'ils sont décomposables, ou, s'ils ne le sont pas, les exécuter avec lenteur. Il faut surtout s'attacher à manier le mil avec grâce, sans secousse ni temps d'arrêt, et soigner particulièrement le bras gauche, toujours en retard sur le droit.

La longueur des massues pour les enfants de douze à seize ans (inutile de commencer plus tôt) ne doit pas dépasser 55 centimètres, et le poids : 2 à 3 kilos ; pour les jeunes gens au-dessus de cet âge, on peut aller jusqu'à 70 centimètres et 4 à 5 kilos. Ce n'est que très exceptionnellement qu'on pourra dépasser ces limites.

Dans les écoles et dans les gymnases où les professeurs voudront démontrer cet exercice, ils pourront, si le local est trop restreint ou les élèves trop nombreux, faire exécuter les mouvements avec une seule massue.

Pour éviter tout choc, tout accident pendant cette leçon, on fera prendre les distances en tendant les massues horizontalement de chaque côté du corps.

Les exercices des massues, comme tous les exercices du plancher, du reste, sont locaux ou généraux ; ils sont locaux lorsque les pieds restent assemblés pendant le mouvement ; ils deviennent généraux quand la partie inférieure du corps participe à l'action.

Nous commençons naturellement par les exercices locaux.

————

Premier exercice. — *Les pieds assemblés, circumduction alternative des bras de dedans en dehors, par le bras droit ; une, deux ; par le bras gauche, une, deux.*

CADENCE LENTE

(2 secondes.)

Au commandement de *une*, le corps se penche un peu en arrière, le poignet droit s'élève, la paume en dedans, vers le côté gauche du visage jusqu'à ce qu'il se trouve au-dessus de la tête, la massue tombant obliquement sur l'épaule gauche,

18

*Au deux,* le poignet contourne la tête et le bras redescend à la position première.

Les deux temps se lient dans le mouvement qui s'exécute sans arrêt.

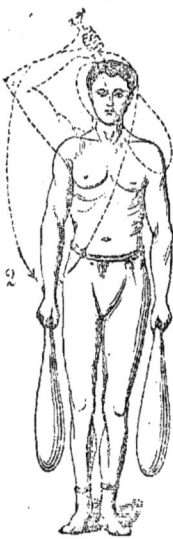

Premier exercice.  Deuxième exercice.

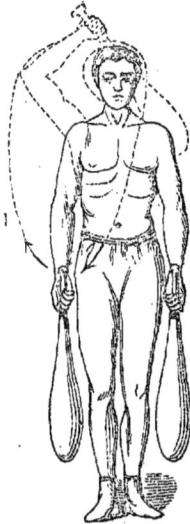

DEUXIÈME EXERCICE. — *Les poings en supination, circumduction alternative des bras de dehors en dedans — par le bras droit, une, deux; par le bras gauche, une, deux.*

CADENCE LENTE
(2 secondes.)

Au commandement de *une,* le corps se cambre

un peu plus que dans l'exercice précédent, le poignet se renverse en supination (c'est-à-dire en dehors), et l'avant-bras, au lieu de monter en avant à gauche, s'élève en arrière à droite pour revenir derrière la tête du côté opposé.

Au commandement de *deux*, le poignet redes-

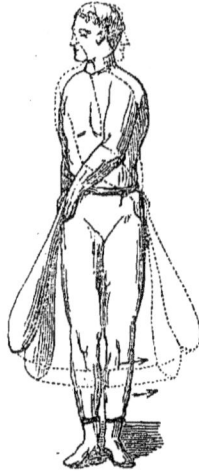

Troisième exercice.

cend par devant, de gauche à droite, à la position première.

TROISIÈME EXERCICE. — *Lancer les massues perpendiculairement autour du corps; à droite, une; à gauche, deux.*

CADENCE TRÈS LENTE

(4 secondes.)

Au commandement de *une*, on lance les massues à droite par un élan énergique qui détermine un mouvement de rotation de la partie
supérieure du corps ; *au deux*, on exécute le

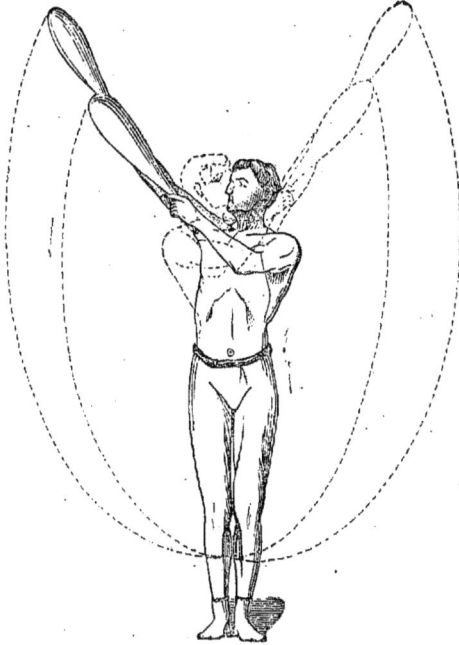

Quatrième exercice.

même mouvement à gauche de façon que la
pointe des massues trace un cercle entier.

QUATRIÈME EXERCICE. — *Les massues élevées vers la droite, balancement latéral; à
gauche, une ; à droite, deux.*

CADENCE LENTE
(3 secondes.)

Ce mouvement est d'une simplicité telle que le dessin suffit pour l'expliquer.

Le haut du corps tourne de chaque côté suivant l'impulsion des bras, et les yeux suivent constamment les massues.

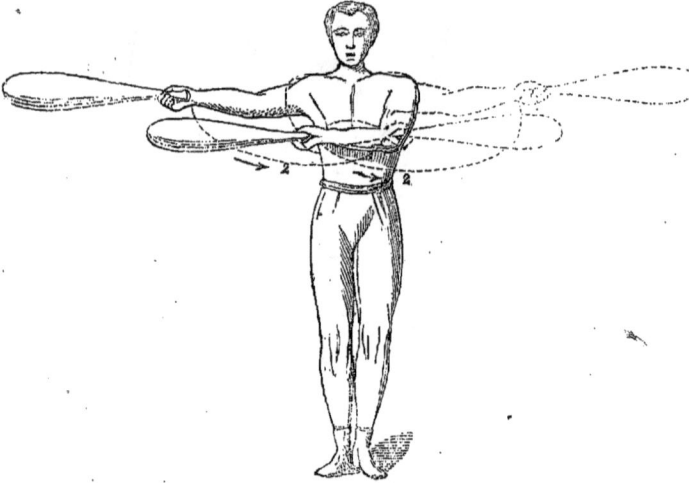

Cinquième exercice.

CINQUIÈME EXERCICE. — *Lancer les massues horizontalement de chaque côté : à droite, une; à gauche, deux.*

Compter ensuite : *une, deux.*

CADENCE LENTE
(2 secondes 1/2.)

18.

Au commandement de *une*, on élève, par un quart de cercle, les massues vers la droite jusqu'à ce que le bras droit soit tendu horizontalement, le bras gauche formant un angle droit sur la poitrine; au *deux*, on lance circulairement les massues de droite à gauche, jusqu'à ce que le bras gauche se trouve, à son tour, dans l'extension, et le bras droit fléchi, et l'on continue alternativement des deux côtés.

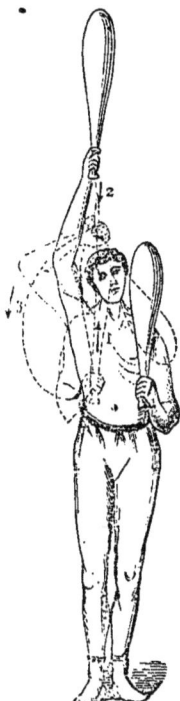

SixIÈME EXERCICE. — *Élever la massue de droite au-dessus de la tête, la descendre derrière le dos et la ramener en avant; une, deux, trois; massue gauche; une, deux, trois, massue droite,* etc.

CADENCE LENTE

(3 secondes.)

Sixième exercice.

Au commandement de *une*, élever verticalement la massue au-dessus de la tête, en la suivant du regard; au *deux*, la renverser vers la gauche pour la descendre perpendiculairement derrière le dos ; *au trois*, la relever par un quart de cercle d'arrière en avant pour la ramener à la première position.

Pour opérer le renversement de la massue au

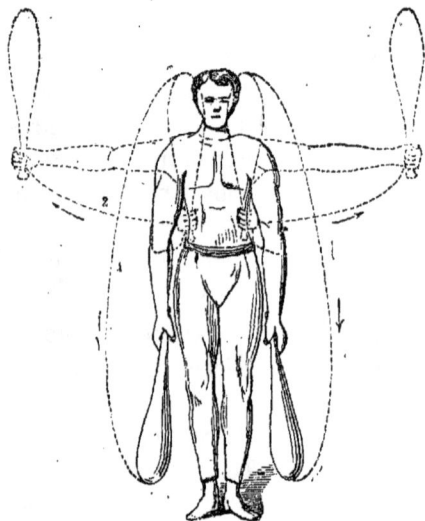

Septième exercice (*a*).

deuxième temps, il suffit de porter en arrière le pouce qui la soutient verticalement.

Cet exercice se fait aussi sans arrêt.

SEPTIÈME EXERCICE. — *Lever les massues verticalement devant soi, une; ouvrir les bras horizontalement, deux; rotation des poignets*

*en dedans, trois; en dehors, quatre; laisser
retomber les bras, cinq.*

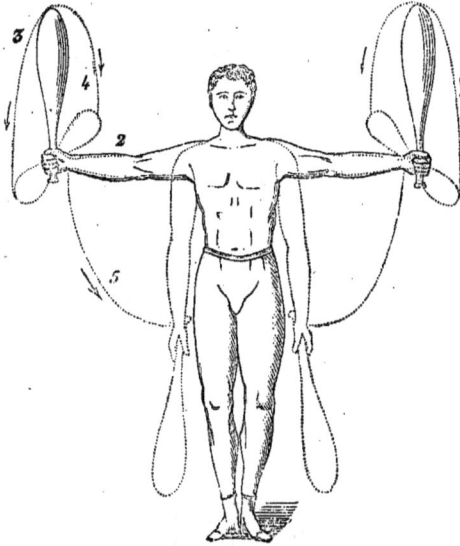

Septième exercice (*b*).

CADENCE LENTE
(5 à 6 secondes.)

Au commandement de *une,* on imprime aux
massues un petit élan circulaire en avant en
ployant les avant-bras à angle droit pour tenir
les massues verticalement devant soi ; au commandement de *deux,* on écarte les bras horizontalement de chaque côté du corps, sans changer
la position des massues ; *au trois* (figure *b*), on

tourne les poignets en dedans, jusqu'à ce que les massues se trouvent renversées presque perpendiculairement ; *au quatre*, les poignets se retournent énergiquement dans le sens opposé, en faisant décrire aux massues un cercle de dedans

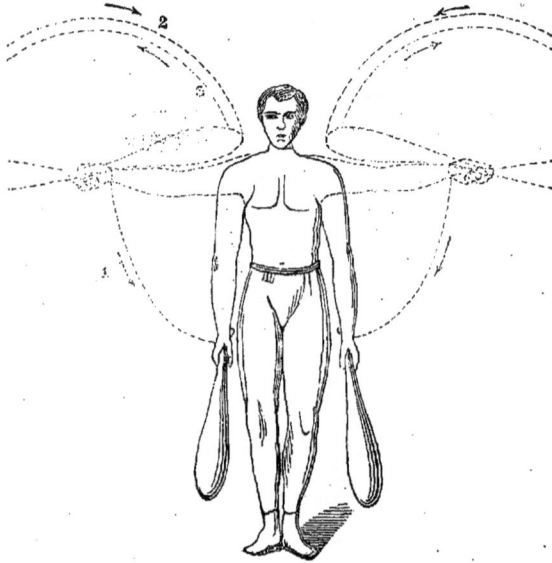

Huitième exercice (*a*).

en dehors ; *au cinq*, on ramène les bras près du corps en tournant la main face à la cuisse.

HUITIÈME EXERCICE. — *Tendre les massues latéralement et horizontalement, une ; les relever et les renverser sur les bras, deux ; les redresser, trois ; tendre les bras devant soi,*

*quatre; les retirer en arrière, cinq; laisser
retomber les massues, six; compter ensuite :
une, deux, trois, quatre, cinq, six.*

CADENCE LENTE

(5 à 6 secondes.)

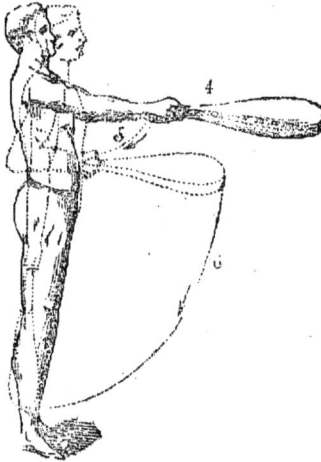

Huitième exercice (b).

Au commandement de *une*, on lève lentement
les massues de chaque côté du corps, jusqu'à ce
qu'elles se trouvent en ligne horizontale avec les
épaules; *au deux*, les poignets exécutent un
mouvement de flexion sur l'avant-bras pour
relever verticalement les massues et les renverser
ensuite dans la direction des épaules; *au trois*, le
mouvement contraire les ramène dans l'extension
horizontale.

(Dans ces deux derniers temps, l'impulsion est donnée par le pouce et les deux premiers doigts ; les deux derniers doigts ne doivent pas comprimer la massue.)

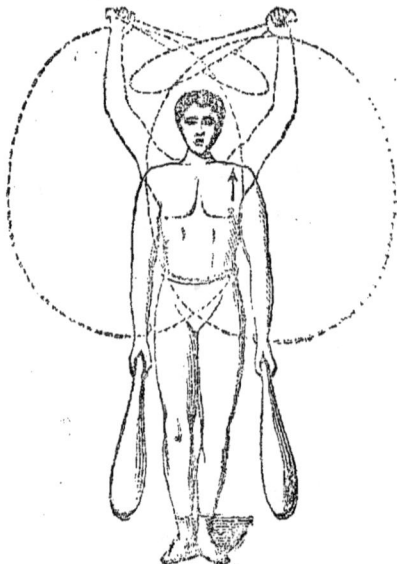

Neuvième exercice.

Au *quatre* (figure *b*), on porte les massues à bras tendus devant soi ; *au cinq*, on retire les bras horizontalement en arrière ; *au six*, on laisse retomber les massues de chaque côté du corps.

NEUVIÈME EXERCICE. — *Circumduction latérale d'avant en arrière ; une, deux, trois.*

CADENCE LENTE

(3 secondes.)

Au commandement de *une*, on croise les massues devant les cuisses ; *au deux*, on les élève verticalement dans cette position jusqu'au-dessus de la tête, en cambrant la taille et portant la tête en arrière ; *au trois*, on écarte les massues derrière soi et, par un grand cercle latéral, on les ramène à leur point de départ.

DIXIÈME EXERCICE. — *La jambe droite en avant, par le bras gauche, moulinet.* — *Halte, assemblez les pieds.*

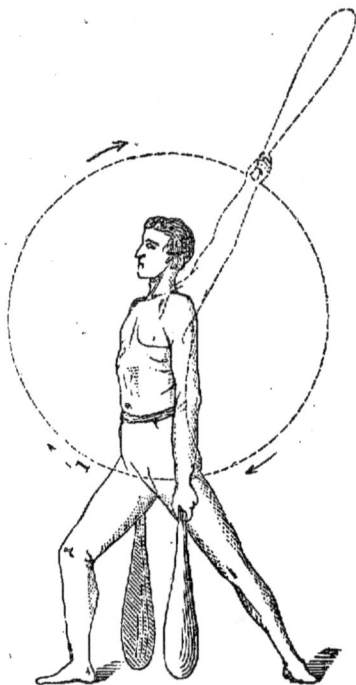

Dixième exercice,
CADENCE ACCÉLÉRÉE
(1 seconde à 1 seconde 1/2.)

Porter d'abord la jambe droite en avant en pliant le genou, et tendre la jambe gauche.

19

Lancer ensuîte la massue de gauche d'avant
en arrière, par un mouvement circulaire. Le
bras doit passer près de la têtè en restant toujours
tendu. Ce mouvement se fait sans arrêt.

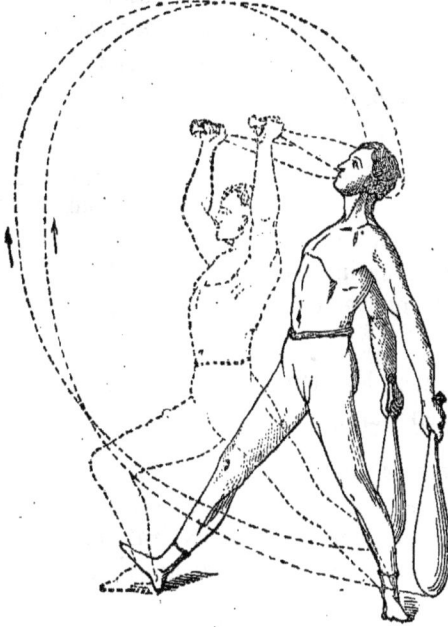

Onzième exercice.

*Même exercice par le bras droit, en portant
la jambe gauche en avant.*

ONZIÈME EXERCICE. — *Les bras tendus en
arrière, par la jambe droite un grand pas en
avant, balancez vos massues ; une, descendez.*

### CADENCE LENTE

#### (2 secondes 1/2.)

Au commandement de *une*, enlever les massues à bras tendus devant soi avec assez d'élan pour qu'elles aillent retomber derrière les épaules, la jambe droite pliant en avant, la jambe gauche bien tendue, la tête renversée en arrière.

Au commandement de *descendez*, qui se prononce lentement en traînant un peu sur la dernière syllabe, ramener les massues en avant, par le même chemin, jusqu'à ce que les bras se trouvent de nouveau tendus énergiquement en arrière.

(Exécuter le même mouvement, la jambe gauche en avant.)

DOUZIÈME EXERCICE. — *Un pas oblique à droite, les massues élevées verticalement du même côté, balancement latéral de droite à gauche, une ; de gauche à droite, deux.*

### CADENCE TRÈS LENTE

#### (4 secondes.)

Notre dessin explique assez clairement cet exercice pour que nous n'ayons pas à le définir.

On aura bien soin d'observer que le pied opposé à la direction des bras se relève et pivote sur la pointe, afin de faciliter le mouvement de rotation du corps.

L'œil de l'élève doit constamment suivre les massues.

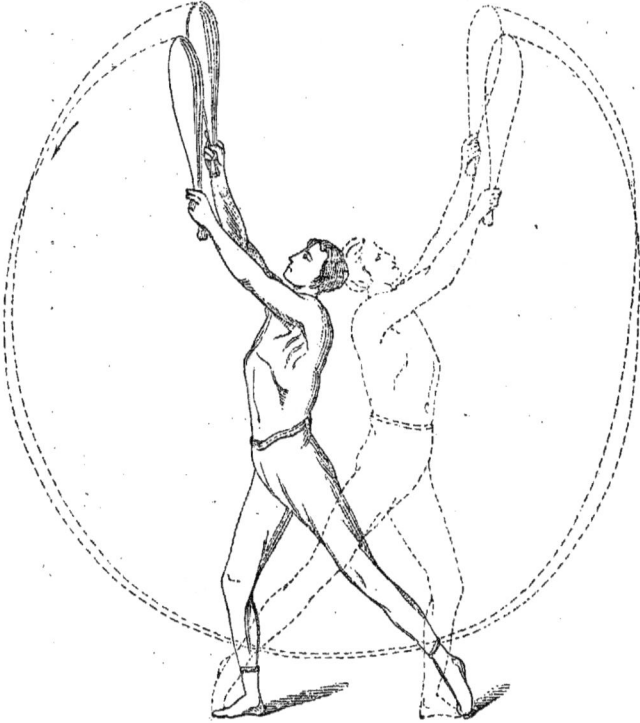

Douzième exercice.

TREIZIÈME EXERCICE. — *Grand pas oblique à droite, les massues croisées à gauche, lancez-les alternativement en arrière, une, deux.*

CADENCE ACCÉLÉRÉE
(2 secondes.)

Au commandement de *une*, tourner le poignet droit en dehors, lancer par un élan énergique la massue en arrière à droite et la ramener en avant à gauche ; *au deux*, exécuter le même mouvement par le bras gauche. Continuer sans arrêt, en combinant le mouvement des deux bras, de

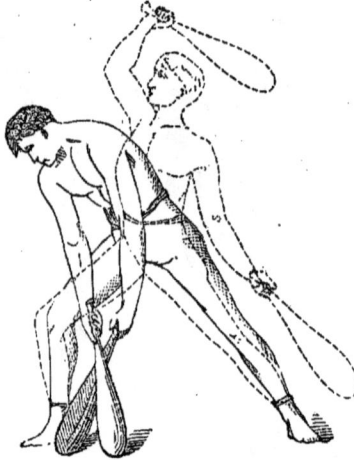

Treizième exercice.

façon que l'un remonte pendant que l'autre descend.

Même exercice : la jambe gauche de côté, les massues croisées à droite, en commençant par le bras gauche.

QUATORZIÈME EXERCICE. — *Grand pas à droite, en portant la massue horizontalement*

*derrière la tête, le bras gauche en arrière, une,*
*deux.*

(3 secondes.)

Au commandement de *une*, faire un grand pas
à droite, lever en même temps la massue devant

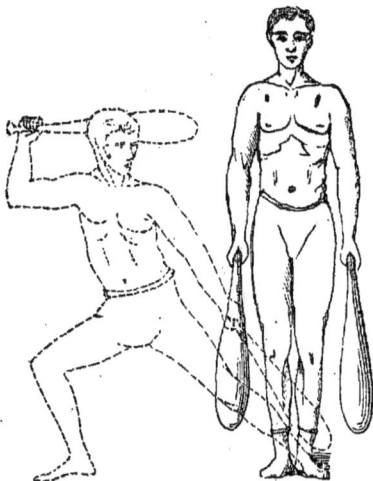

Quatorzième exercice.

soi pour la porter horizontalement derrière la
tête, le bras gauche tendu en arrière dans la
direction de la jambe gauche. — Celle-ci doit être
allongée pendant que la jambe droite est au
contraire carrément fléchie. La tête regarde vers
la gauche.

Au commandement de *deux*, ramener vivement

la jambe droite près de la jambe gauche et les bras dans leur première position.

Répéter l'exercice un certain nombre de fois et le recommencer ensuite du côté opposé.

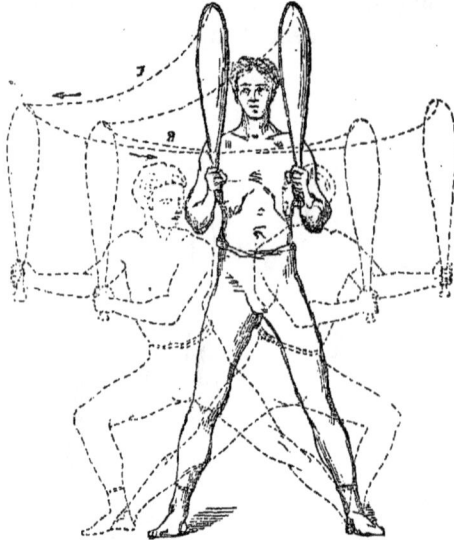

Quinzième exercice.

QUINZIÈME EXERCICE. — *Les jambes écartées, les massues verticalement devant soi, les porter à droite en pivotant sur les talons, une ; à gauche, deux.*

**CADENCE LENTE**

(3 secondes.)

Au commandement de *une*, lever légèrement

la pointe des pieds pour pivoter sur le talon droit, et tendre les deux bras à droite sans changer la position des massues.

Comme dans l'exercice précédent, la jambe droite doit se plier et la gauche s'allonger vigoureusement.

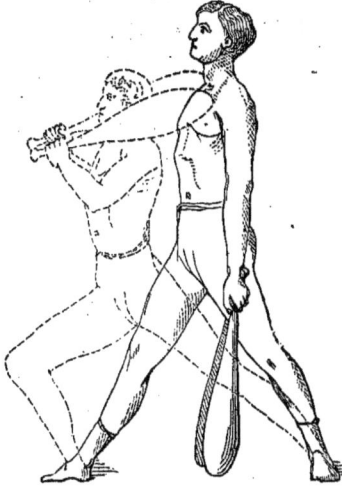

Seizième exercice.

Au deux, pivoter sur le talon gauche et répéter le mouvement de ce côté.

Seizième exercice. — *La jambe droite en avant, les massues aux épaules, assembler les pieds. — Par le flanc droit ou gauche, pas gymnastique,* **marche!**

On porte la jambe droite en avant et on enlève

en même temps les massues pour les placer sur les épaules, en pliant sur la jambe droite qu'on relève ensuite vivement près de la gauche. Au commandement de : *pas gymnastique,* on part du pied gauche pour aller reporter les massues à leur place.

Si le local le permet, quelques minutes de course au pas gymnastique après cet exercice violent ne peuvent qu'être salutaires.

# EXERCICE DES GROS HALTÈRES

## LEUR UTILITÉ — LEURS INCONVÉNIENTS

—

Celui qui ferait des gros haltères sa Gymnastique exclusive arriverait à développer considérablement ses muscles, mais il ne le ferait qu'au détriment de sa légèreté et de sa souplesse ; aussi, ceux qui abusent de cet exercice sont-ils reconnaissables à leur allure lourde et disgracieuse. Cet idéal qui était celui des gladiateurs antiques et qui est encore, de nos jours, celui des hercules forains, ne doit point être celui d'un gymnaste.

L'exercice des gros haltères présenterait donc de graves inconvénients, s'il n'avait pour correctif des exercices d'agilité ; nous conseillons, en tout cas, de ne jamais atteindre la limite extrême de la force acquise et de chercher dans la répétition d'un même exercice, avec un poids moins lourd, la résistance qui est une force plus réelle et plus utile que celle produite par un effort violent et exagéré. Les muscles préparés par une sage progression répondront, sans danger et sans trop de fatigue, à l'appel qui pourra leur être fait à un moment donné. C'est pourquoi il est indispensable, chaque fois qu'on veut se livrer aux exercices des gros haltères, de commencer par de plus faibles, comme font les danseurs lorsqu'ils battent des entre-chats dans les coulisses avant la représentation.

Mais nous le répétons, l'utilité des gros haltères ne nous paraît pas bien démontrée, cet exercice ne pouvant rendre que des services très restreints et ne pouvant guère donner que de vulgaires satisfactions d'amour-propre à ceux qui s'y adonnent exclusivement.

La routine nous fait voir avec regret l'introduction, dans les gymnases, des exercices dangereux qui n'ont de raison d'être. que dans les cirques et sur la place publique; dans cette catégorie, nous plaçons l'abus des gros poids, les sauts périlleux, le grand soleil au *reck*, le trapèze volant et, en un mot, tous les exercices qui ne peuvent répondre à un besoin ou trouver leur application pratique dans une circonstance quelconque de la vie.

Mais comme nous n'avons pas la prétention de faire disparaître, du jour au lendemain, les vieux crrements, il nous a paru que nous pourrions, avec les indications qui vont suivre, prévenir certains accidents et guider ceux de nos lecteurs qui affectionnent ces jeux herculéens.

Un principe essentiel à observer pour enlever

de gros poids et fournir sans danger son maximum de force, c'est de bien assurer sa base de sustentation, de façon que le poids passe par une ligne verticale au centre de gravité.

Nous ne saurions aussi trop recommander d'enlever le poids alternativement de chaque bras. Bien que le bras gauche soit toujours moins fort et moins adroit que son congénère, il ne faut pas se décourager ; il faut, au contraire, répéter l'exercice plus souvent de ce côté, afin d'arriver peu à peu, par ce moyen, à cette égalité de force qui doit être le *desideratum* de tout bon gymnaste.

Les gros haltères s'enlèvent de deux façons : *avec ou sans élan* ; avec élan, quand l'haltère, pris d'en bas, est porté rapidement au-dessus de la tête, en décrivant un demi-cercle, comme dans la figure 3, ou en passant par la ligne verticale, comme dans la figure 4. Ce mouvement met principalement en action les muscles extenseurs des reins et les fléchisseurs des jambes.

Dans les exercices avec élan, le poids s'enlève aussi en deux temps, comme dans la figure 1 (premier temps pour porter l'haltère à l'épaule), et figure 2 (deuxième temps pour l'élever au-dessus de la tête). Avoir soin, au moment où l'on tend le bras, de fléchir sur les jambes et de porter la tête en arrière, de façon que l'œil suive constamment l'haltère.

Les jambes, on le comprend, remplissent l'office de deux puissants ressorts, et le bras gauche, en se tendant fortement en arrière, aide à l'équilibre du corps.

L'enlèvement sans élan ne peut se faire qu'avec un haltère d'un poids très inférieur ; ce mouvement est tellement simple que nous n'avons pas à l'expliquer, mais il est des amateurs qui parviennent, au moyen d'un *truc* que nous allons éventer, à lever sans élan des poids relativement considérables.

Voici comment ils procèdent : Ils portent d'abord l'haltère à l'épaule droite comme dans la figure 1, et penchent ensuite le corps sur le côté gauche pendant que le bras résiste au poids plutôt qu'il ne le soulève, de façon que la tension complète du bras soit produite par la flexion latérale du corps plus encore que par l'effort du bras (fig. 5). C'est là, nous devons le dire, un mouvement aussi disgracieux qu'il est opposé aux lois de la statique de l'homme.

Lorsque le bras est entièrement tendu, on redresse le corps comme dans la figure 2.

Pour enlever simultanément un haltère de chaque bras (fig. 6), on écarte modérément les jambes en les tenant en demi-flexion ; le corps étant bien assis sur la partie inférieure, les haltères placés entre les jambes et un peu en arrière, on enlève en observant les mêmes règles que dans la figure 2.

Nous venons de donner les principes généraux de l'enlèvement des gros haltères; au professeur de Gymnastique d'en étendre et d'en varier l'application.

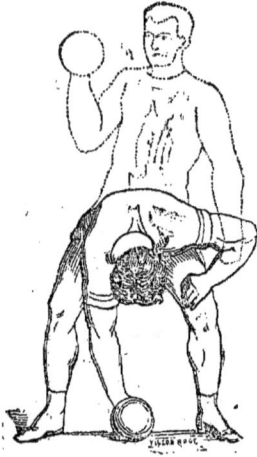

Figure 1.

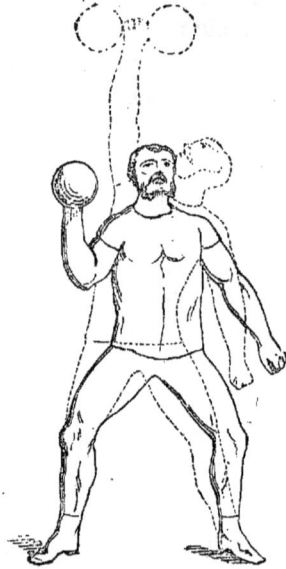

Figure 2 (suite de la fig. 1).

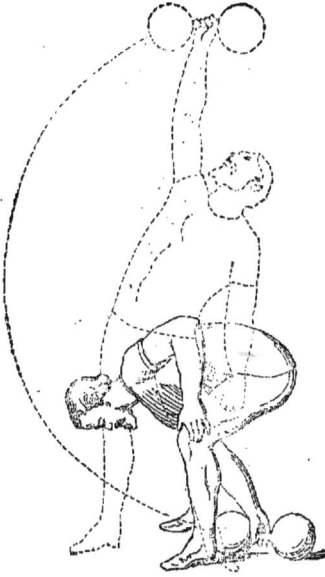

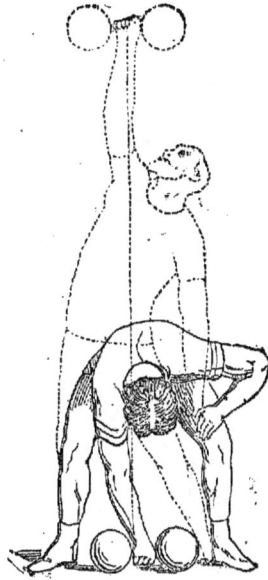

Figure 3.

Figure 4.

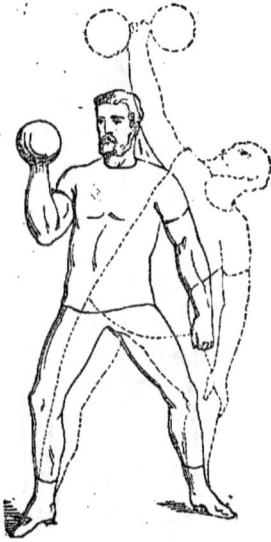

Figure 5.

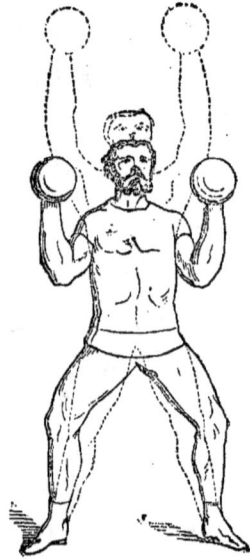

Figure 6

# ANATOMIE DE L'HOMME

Le squelette se divise en tronc et membres. Le
*tronc* est composé de la tête, de la colonne vertébrale, de la poitrine et du bassin. Les *membres
supérieurs* sont constitués par l'épaule, le bras,
l'avant-bras et la main. Les *membres inférieurs*
par la hanche, la cuisse, la jambe et le pied. La
hanche représente l'épaule ; la cuisse, le bras ; la
jambe, l'avant-bras; et le pied, la main.

La tête repose sur l'extrémité supérieure de la
colonne vertébrale et se divise en deux parties :
la *face* et le *crâne*.

La *face* se compose de la mâchoire supérieure
et de la mâchoire inférieure. La mâchoire supérieure est formée de plusieurs os, dont les plus
importants sont : l'os *maxillaire supérieur*, l'os
*de la pommette*, les *os du nez*. La mâchoire
inférieure est composée d'un seul os ; cet os,
ainsi que le maxillaire supérieur, présente un
bord creusé de petits trous dans lesquels les dents
se développent et sont maintenues.

Le *crâne* est une boîte osseuse qui enveloppe
le cerveau et le cervelet.

La poitrine est une cavité osseuse et cartilagineuse (1), élastique et mobile, qui occupe la

---

(1) Tissu de nature gélatineuse, solide et flexible tout
à la fois.

moitié supérieure du tronc, renferme les poumons, le cœur et les gros vaisseaux qui y aboutissent. Cette cavité est formée par 24 os disposés horizontalement et courbés en arceaux. Ces os sont unis en arrière, deux par deux, aux douze vertèbres de la région dorsale, et ils s'attachent en avant sur une pièce osseuse, longue et plate, appelée le *sternum*. Le sternum est composé de 7 os qui, avec l'âge, se soudent et n'en forment plus qu'un seul.

Au-dessous des côtes se trouve le *diaphragme*, muscle large, très résistant, placé horizontalement entre la poitrine et la région lombo-abdominale. Le diaphragme sépare le cœur et les poumons du foie, de l'estomac, des intestins, des reins et de la vessie.

Les os des hanches (os iliaques) sont deux os larges et légèrement concaves qui, en avant, se réunissent entre eux pour former le *pubis* et, en arrière, s'articulent avec l'*os sacrum* pour former ce qu'on nomme le *bassin*.

### ARTICULATIONS

On entend par *articulation* l'assemblage de deux os. L'articulation est dite *mobile* lorsqu'elle permet aux os qu'elle met en contact d'exécuter des mouvements les uns sur les autres ; *immobile*, lorsqu'elle sert seulement à les réunir selon leur disposition et leur usage. Les articulations mobiles exécutent certains mouvements déterminés sur

lesquels nous appelons tout particulièrement
l'attention des professeurs de Gymnastique, afin
qu'ils ne dépassent pas les limites tracées par la
nature dans le cas où ils auraient à faire exécuter
à un malade des exercices passifs.

L'*articulation du cou* tourne la tête à droite et
à gauche, la fléchit en avant et latéralement, et
l'étend en arrière.

La *colonne vertébrale* (portion lombaire) fléchit
le corps en avant, l'étend en arrière, l'incline
latéralement, le tourne et lui fait exécuter un
mouvement de circumduction à droite et à gauche.

L'*articulation de l'épaule* amène le bras en
dedans et l'éloigne en dehors, le fait tourner latéralement autour du corps (mouvement de moulinet), le porte et l'élève en avant, l'étend en
arrière.

L'*articulation du coude* fléchit l'avant-bras
sur le bras, l'étend en ligne droite avec le bras et
le fait tourner dans la pronation et la supination.

L'*articulation du poignet* ouvre et ferme la
main, et l'incline latéralement à droite et à
gauche.

L'*articulation de la cuisse*, placée à la partie
supérieure du fémur (région de la hanche), fléchit
et étend la cuisse, la tourne en dedans et en
dehors, la rapproche et l'éloigne de l'autre cuisse
(adduction et abduction).

L'*articulation du genou* fléchit et étend la
jambe.

*L'articulation de la cheville* (tibio-tarsienne)
fléchit et étend le pied, l'incline et le fait tourner
en dedans et en dehors. Le mouvement de rotation s'opère dans l'articulation *médio-tarsienne*
située au cou-de-pied.

### MUSCLES

Les muscles sont des parties charnues com-
posées de fibres groupées en faisceaux, qui ont la
propriété de se raccourcir et de s'allonger. C'est
en se contractant que les muscles, organes actifs
qui ont leur point d'attache sur les os, organes
passifs, les entraînent et les font mouvoir.

La contraction des muscles est déterminée par
l'action du système nerveux, qui agit lui-même
sous l'impulsion de la moelle épinière et du cerveau, organe de la volonté.

Le nombre des muscles du corps humain s'élève
à 408, qui se décomposent comme suit : à la tête
54, aux membres supérieurs 92, au cou 62, aux
membres inférieurs 102, au tronc 90, muscles de
l'ouïe 8.

Les muscles forment autour du squelette deux
couches : la couche *superficielle* et la couche
*profonde*. Ceux qui sont destinés à faire agir un
os quelconque sont presque toujours placés auprès
de la portion du squelette située entre cet os et
le centre du corps ; ainsi, les muscles qui font
agir la tête sont situés au cou ; ceux qui soulèvent le bras occupent l'épaule ; ceux qui ploient

ou redressent l'avant-bras entourent l'humérus, et ceux qui fléchissent ou étendent les doigts sont placés dans l'avant-bras. Il en est de même pour les membres inférieurs.

Les muscles sont fixés aux os par des cordons blanchâtres appelés *tendons* ou des membranes appelées *aponévroses*; en se contractant, ils rapprochent par conséquent les deux points sur lesquels ils sont insérés; ils sont, en un mot, aux os ce que la puissance agissante est au levier.

On distingue les muscles en fléchisseurs, extenseurs, rotateurs, élévateurs, abaisseurs, adducteurs, abducteurs, suivant les usages qu'ils sont appelés à remplir. (Voir pages 352, 354, 356.)

# ANATOMIE DE L'HOMME

# SQUELETTE

| PARTIE ANTÉRIEURE | PARTIE POSTÉRIEURE |
|---|---|

**PARTIE ANTÉRIEURE**

1 Doigts. { **Phalangettes** / **Phalangines.** / **Phalanges.**

2 **Les 5 os métacarpiens**

3 **Les 7 os du carpe.**

4 **Le radius.**

5 **Le cubitus.**

6 **L'olécrane** (pointe du coude appartenant au cubitus).

7 **Le condyle de l'humérus.**

8 **L'humérus.**

9 **La tête de l'humérus.**

10 **La clavicule.**

11 **Le sternum,** au milieu de la poitrine, entre les côtes.

12 **Les 24 côtes.** (12 de chaque côté.)

13 **Les os iliaques.**

14 **Le pubis.**

15 **Le grand trochanter.**

16 **Le fémur.**

17 **Le condyle du fémur.**

18 **La rotule.**

19 **Le tibia.**

20 **Le péroné.**

21 **Les 7 os du tarse.**

22 **Les 5 os du métatarse.**

23 **Les orteils.**

**PARTIE POSTÉRIEURE**

1 **Main.** { Doigts. / Métacarpe. / Carpe.

2 **Poignet,** réunion du carpe avec le radius et le cubitus.

3 **Avant-bras.** { radius. / cubitus.

4 **Coude.** { radius, cubitus. / humérus.

5 **Bras** — (humérus).

6 **Epaule et omoplate.**

7 **Bassin.**

8 **Les 7 vertèbres cervicales.**

**Les 12 vertèbres dorsales** correspondent aux côtes et se trouvent entre les cervicales et :

9 **Les 5 vertèbres lombaires.**

10 **Sacrum et coccyx**

*colonne vertébrale*

11 **Cuisse** — (fémur).

12 **Jambe.** { tibia. / péroné.

13 **Astragale.**
14 **Calcanéum.** { os principaux du tarse,

15 **Pied.** { tarse. / métatarse. / orteils.

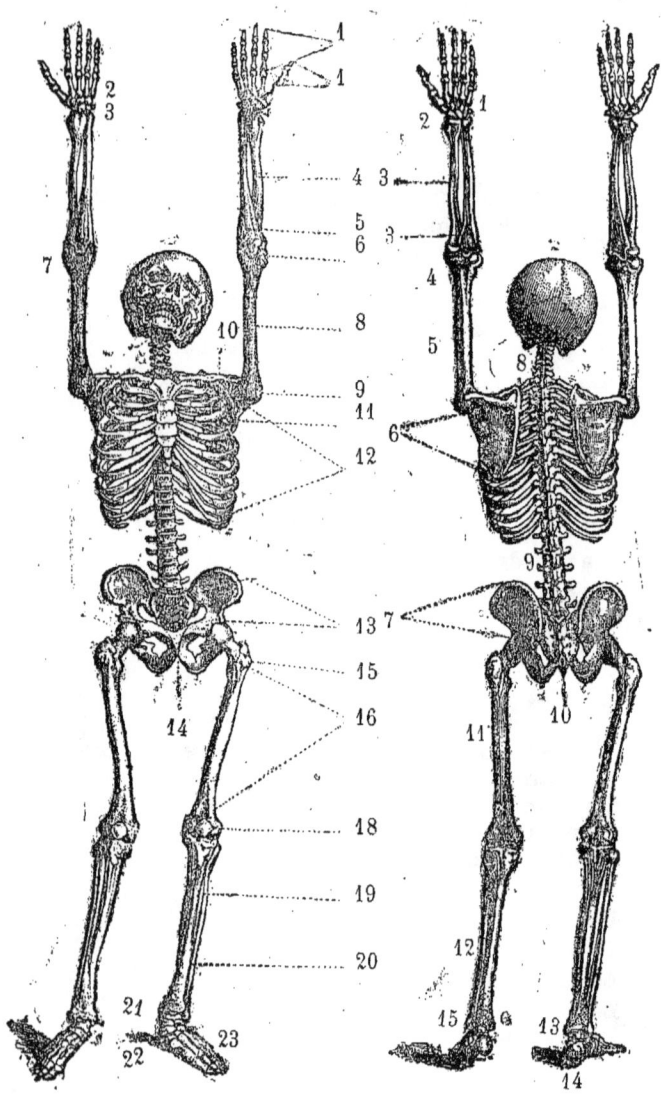

# MUSCLES PRINCIPAUX

## PARTIE ANTÉRIEURE

U **Sterno-mastoïdien.** — Incline la tête en dedans et la tourne en dehors.

1 **Muscles radiaux.** — Etendent la main sur l'avant-bras et l'aident à la supination (c'est-à-dire à se renverser en dehors).

2 **Cubital postérieur.** — Etend la main et l'incline sur le cubitus.

3 et 4 **Extenseurs des doigts.** — Ouvrent les doigts.

5-5 **Biceps brachial.** — Etend l'avant-bras sur le bras.

6 **Deltoïde.** — Soulève le bras et le porte en dehors.

7 **Grand pectoral.** — Amène le bras sur la poitrine et soulève les côtes.

8 **Muscles du ventre** (abdominaux). — Le plus important et le plus fort est le : *grand oblique.* Ces muscles compriment les viscères, abaissent les côtes, concourent à l'expiration et fléchissent le tronc.

9 **Couturier.** — Fléchit la jambe sur la cuisse en tournant le tibia en dedans.

10 **Droit antérieur.** — Etend la jambe sur la cuisse et fléchit la cuisse sur le bassin.

11 **Vaste interne.** — Etend la jambe sur le bassin.

12 **Vaste externe.** — Etend la jambe sur la cuisse.

13 **Extenseur commun des orteils.** — Etend les orteils.

14 **Péroniers latéraux** (vus en partie sur la gravure). — Elèvent le côté externe du pied et renversent la plante en dehors.

15 **Jambier antérieur.** — Fléchit le pied en élevant le côté interne.

16 **Extenseur propre du gros orteil.** — Etend le gros orteil.

17 **Ligament annulaire du tarse.** — Maintient les tendons extenseurs. Un ligament analogue, le ligament annulaire du carpe, maintient au poignet les tendons fléchisseurs des doigts.

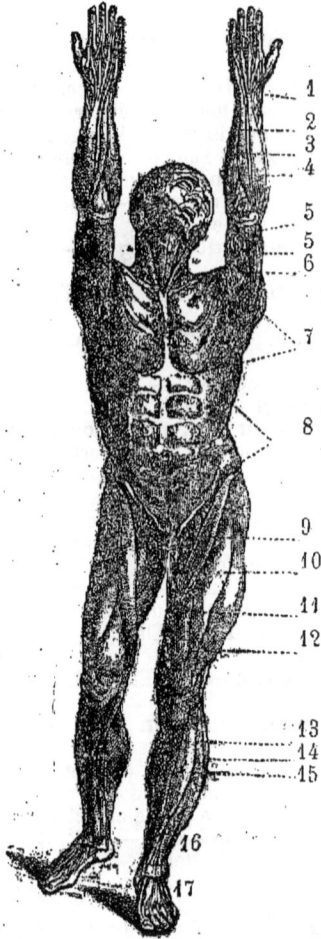

1
2
3
4
5
5
6
7
8
9
10
11
12
13
14
15
16
17

20.

# MUSCLES PRINCIPAUX

1   **Muscles thénar.** — Servent au mouvement du pouce.
2   **Hypothénar.** — Servent au mouvement du petit doigt.
3   **Muscles intérosseux.** — Occupent les espaces intermétacarpiens et font agir les quatre derniers doigts.
4   **Grand palmaire.** — Fléchit la main sur l'avant-bras en l'inclinant sur le radius.
5   **Cubital antérieur.** — Fléchit la main sur l'avant-bras en l'inclinant sur le cubitus.
6   **Long supinateur.** — Fléchit l'avant-bras sur le bras et réciproquement.
7   **Rond pronateur.**—Tourne les mains en dehors.
8   **Brachial antérieur.** —Fléchit l'avant-bras sur le bras.
9   **Biceps brachial.** — Fléchit l'avant-bras sur le bras.
10  **Deltoïde.** — (Voir partie antérieure.)
11  **Dentelé.** — Porte l'épaule en avant et élève les côtes.
12  **Trapèze.** — Porte l'épaule en haut et en arrière.
13  **Sus et sous-épineux.** — Agents de la circumduction du bras.
14  **Grand dorsal.** — Porte le bras en arrière et en bas.
15  **Masses du grand dorsal** (muscles de la taille). — Portent le bras en arrière et fléchissent le corps latéralement (1).
16  **Moyen fessier.** — Abducteur, fléchisseur et rotateur de la cuisse.
17  **Petit fessier.** — Abducteur et rotateur de la cuisse.
18  **Grand fessier.** — Abducteur, extenseur et rotateur de la cuisse.

---

(1) Le grand dorsal recouvre le sacro-lombaire et le long dorsal. Ces deux muscles sont les agents les plus actifs du redressement de la colonne dans le traitement des déviations.

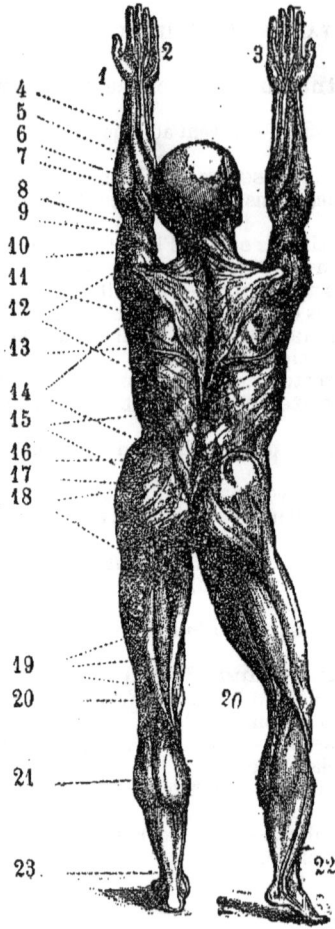

19
**Demi-tendineux.** — Fléchit la jambe, tourne le pied en dehors.
**Demi-membraneux.** — Fléchit la jambe sur la cuisse.
**Droit interne.** — Fléchit la jambe sur la cuisse et l'amène en dedans.

20 **Biceps fémoral.** — Fléchit la jambe sur la cuisse.

21 **Muscles jumeaux.** — Etendent le pied sur la jambe.

22 **Péroniers latéraux.** — (Voir partie antérieure.)

23 **Tendon d'Achille.** — Elévateur du talon.

# TABLE DES MATIÈRES

JOIGNY. — IMPRIMERIE HAMELIN-ZANOTE